覚悟を決めて1週間！

リセットダイエット成功レシピ集

RECIPE for RESET DIET

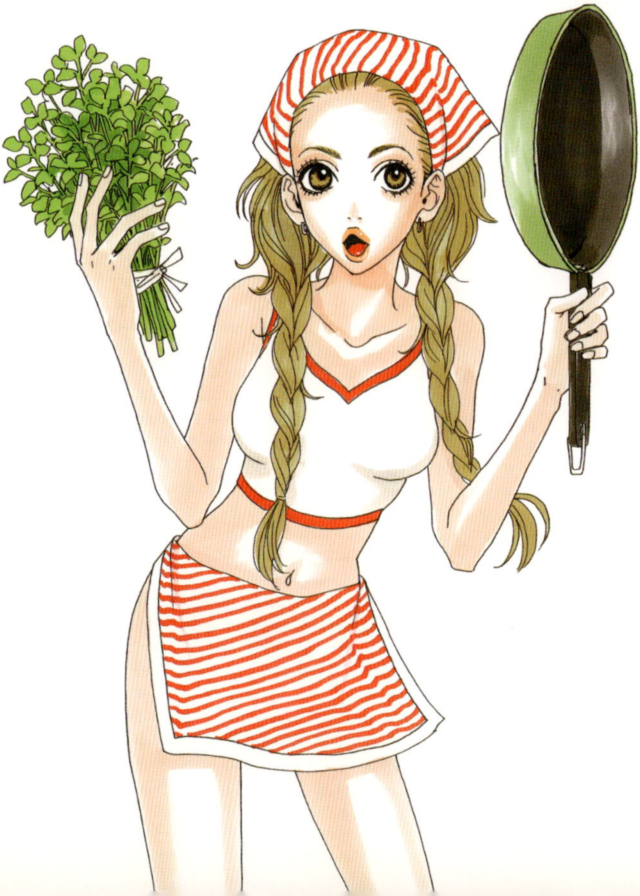

篠塚蘭美以
Shinozuka La vvie

幻冬舎

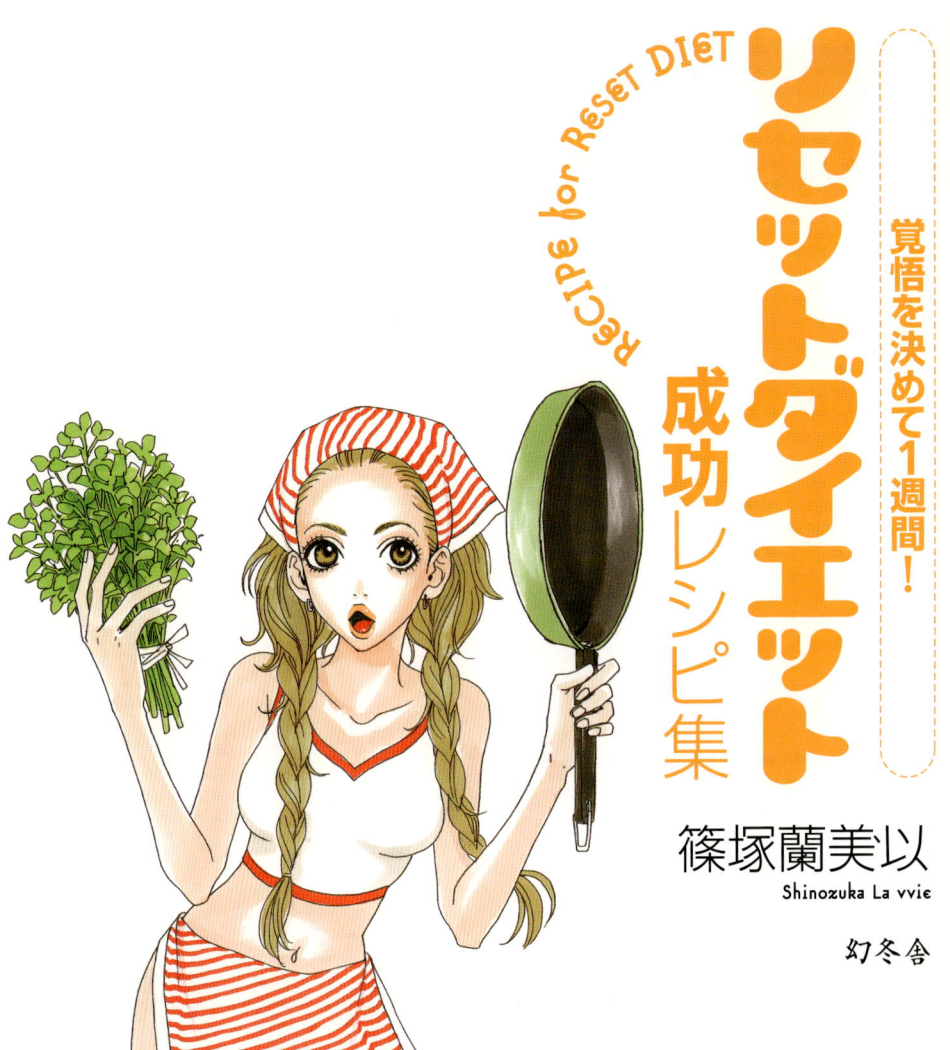

安野モヨコ
このダイエットをおすすめします

RECOMMENDATION

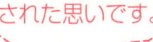

おすすめします
Anno Moyoco

ダイエットをやりぬいて
成功したことで自信が持てて、
毎日が楽しくなりました。
人生までリセット
された思いです。

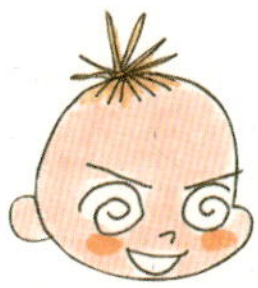

Anno Moyoco

moyoco anno LOVE 2004

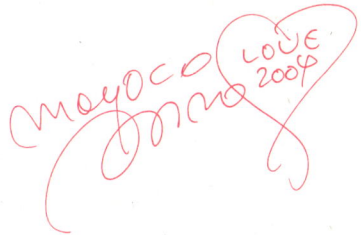

大反響！
読者からの
成功談
SUCCESS
STORY

本当に痩せるってステキですね！もうこれで万年ダイエッターから卒業です

●ダイエット食品やスポーツクラブでも思ったように痩せられなかった私が、リセットダイエットを実行したら、1週間でマイナス3kgです。「1週間だから厳守！」と言い聞かせ、しっかり守った年末年始。おそばもお雑煮も作ったけれど、食卓に出すだけ。絶対に食べませんでした。今後も3〜4カ月続けてトータルでマイナス8kgを目指します。（26歳・女性）

●母と一緒に始めました。1週間後、私はマイナス2kg、母はマイナス3kgの減量に成功しました。2日目までがいちばんつらかったけれど、慣れると体調がものすごくよくなりました。（23歳・女性）

●篠塚さんの「日記をつけろー、日記をつけろー」の言葉を信じて日記をつけたら、1週間で2kg痩せました。「私って食べてないのになんで太るんだろう？」と思っていましたが、実際は思ったよりも食べていて反省しました。（27歳・女性）

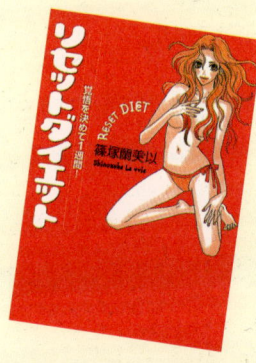

『覚悟を決めて1週間！リセットダイエット』

「本当に痩せました！」
全国の読者からよろこびの声がよせられています。書店およびGOBS（http://shop.gentosha.co.jp）で手に入れられます。
1365円（本体価格1300円）。

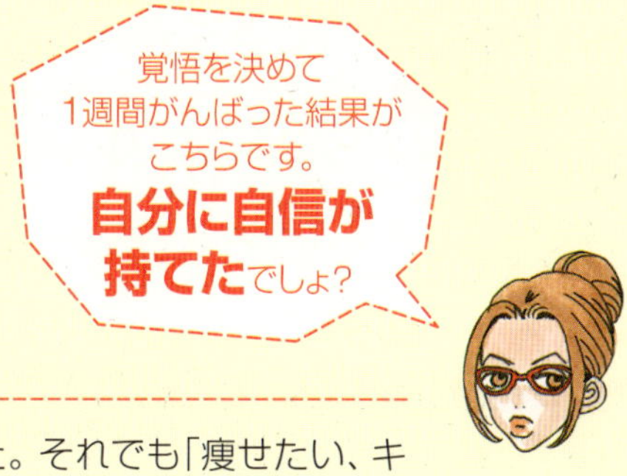
覚悟を決めて
1週間がんばった結果が
こちらです。
自分に自信が
持てたでしょ？

●最初は半信半疑でした。それでも「痩せたい、キレイになりたい！」という思いは強く、ダメもとで本のとおりに実行してみました。すると本当に2～3日で2kg落ちて、ビックリ。量も半端でなく食べていたけど、それでも体重が落ちたときには夢をみてる気分でした。（22歳・女性）

●38歳になって生まれて初めて真剣にやってみました。基礎代謝も落ちているので心配でしたが、本当に痩せました。マイナス4kg！　肌のトラブルも減りました。（38歳・女性）

●読んでいるだけでキレイになりたいという気持ちがアップする本でした！　実行して6日目ですが、2.5kg痩せました。まだ6日目ですが、野菜がこんなにおいしいんだと思えるようになりました。この充実を続けていきたいです。本当にこの本を信じてよかったです！！（24歳・女性）

●太っていることにストレスを感じているよりも、たった1週間、炭水化物をガマンして痩せるほうが精神面にはいいです。それに買い物もスリムに、生活もスリムに！　ぜい肉をそぎ落とすことに幸せを感じています。（50歳・女性）

もくじ
CONTENTS

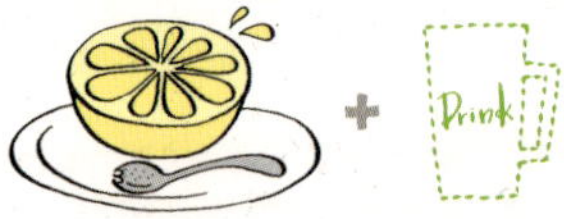

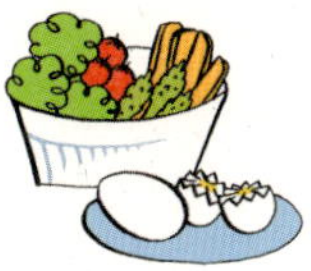

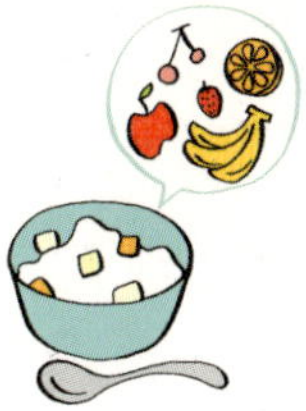

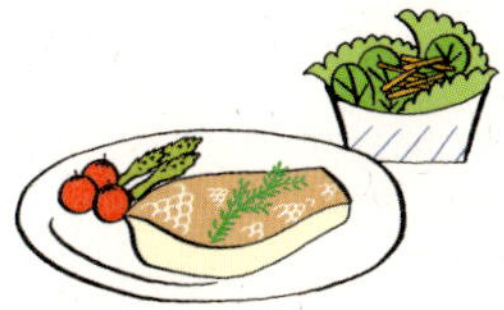

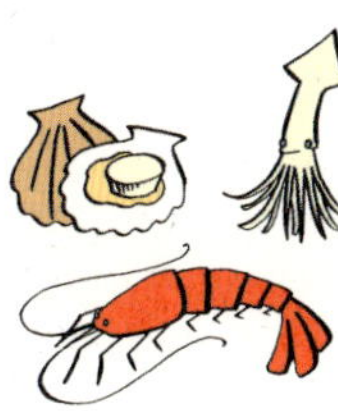

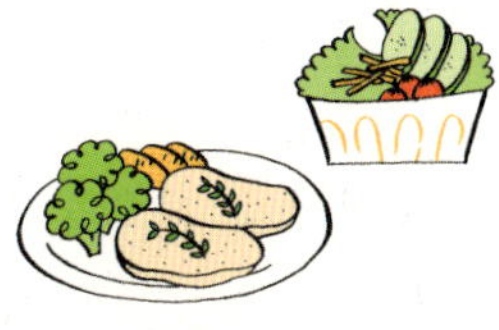

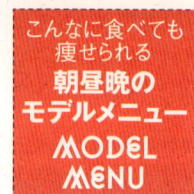

朝食｜BREAKFAST

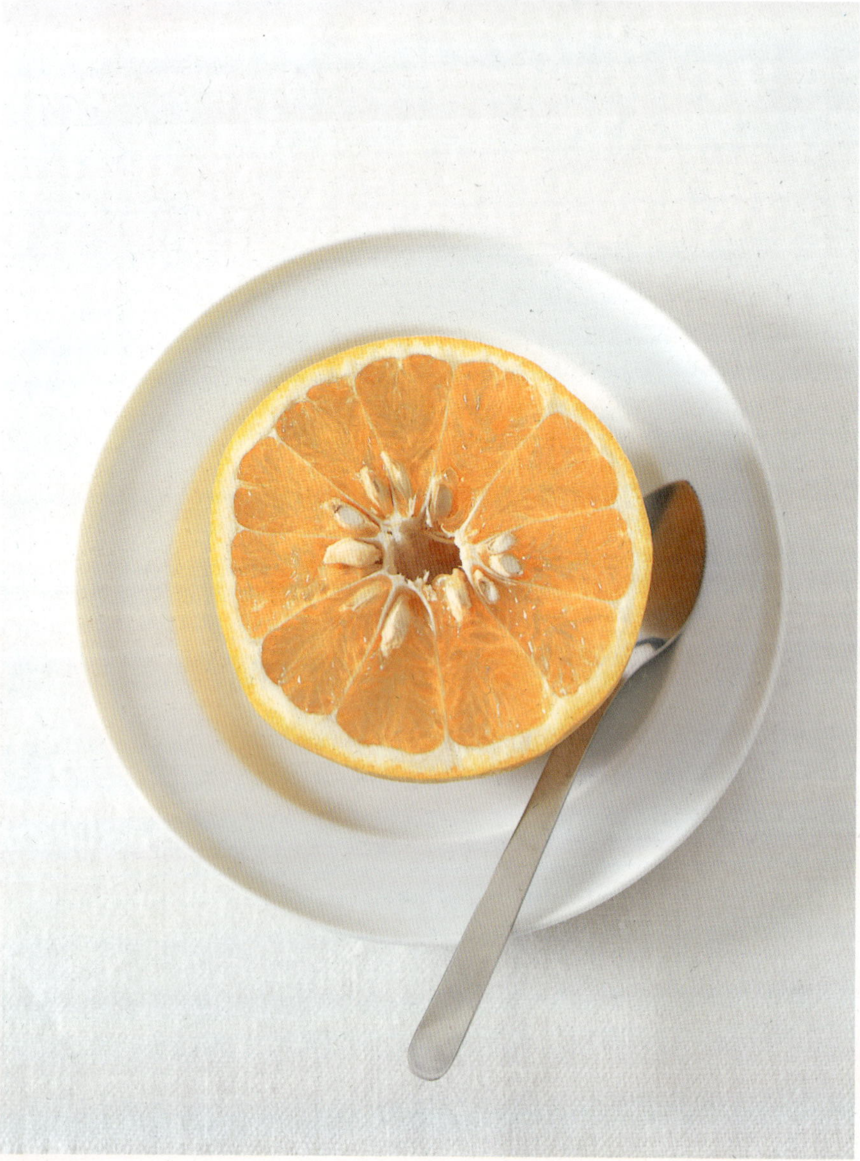

グレープフルーツ1/2個

リセットダイエットの朝食メニューは、忙しい朝でも用意がすごく簡単！ グレープフルーツ1/2個とお好きな飲み物です。グレープフルーツはビタミンCがたっぷりで、美容効果を高めてくれるだけでなく、アドレナリンの分泌を促す作用があります。アドレナリンは、リパーゼという酵素の働きを助けて脂肪の燃焼を促進してくれるのです。

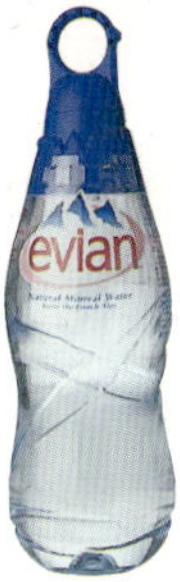

ミネラルウォーター

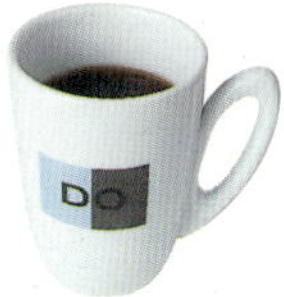

コーヒー

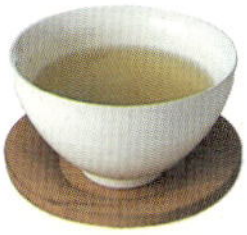

日本茶

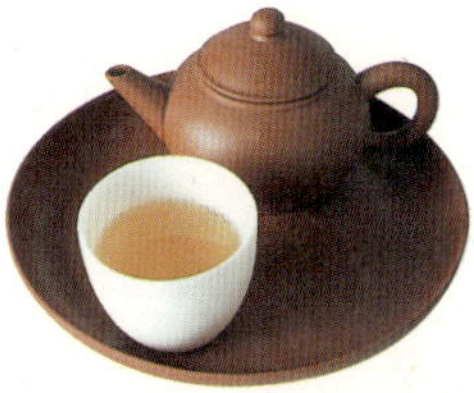

中国茶

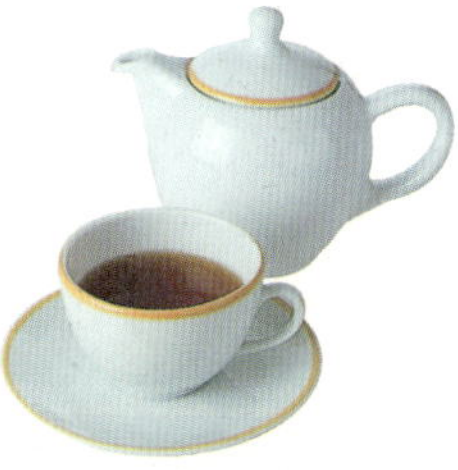

紅茶

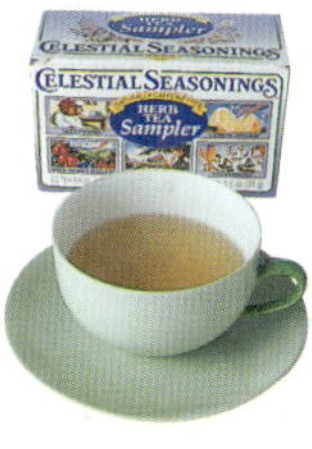

ハーブティー

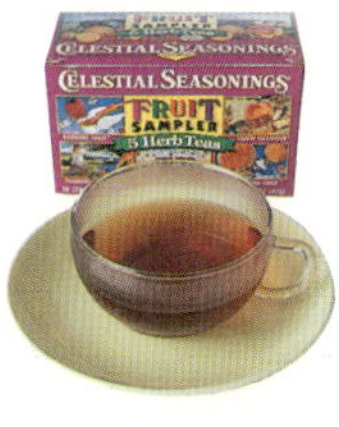

フレーバーティー

こんなに食べても
痩せられる
朝昼晩の
モデルメニュー
MODEL
MENU

昼食 | LUNCH

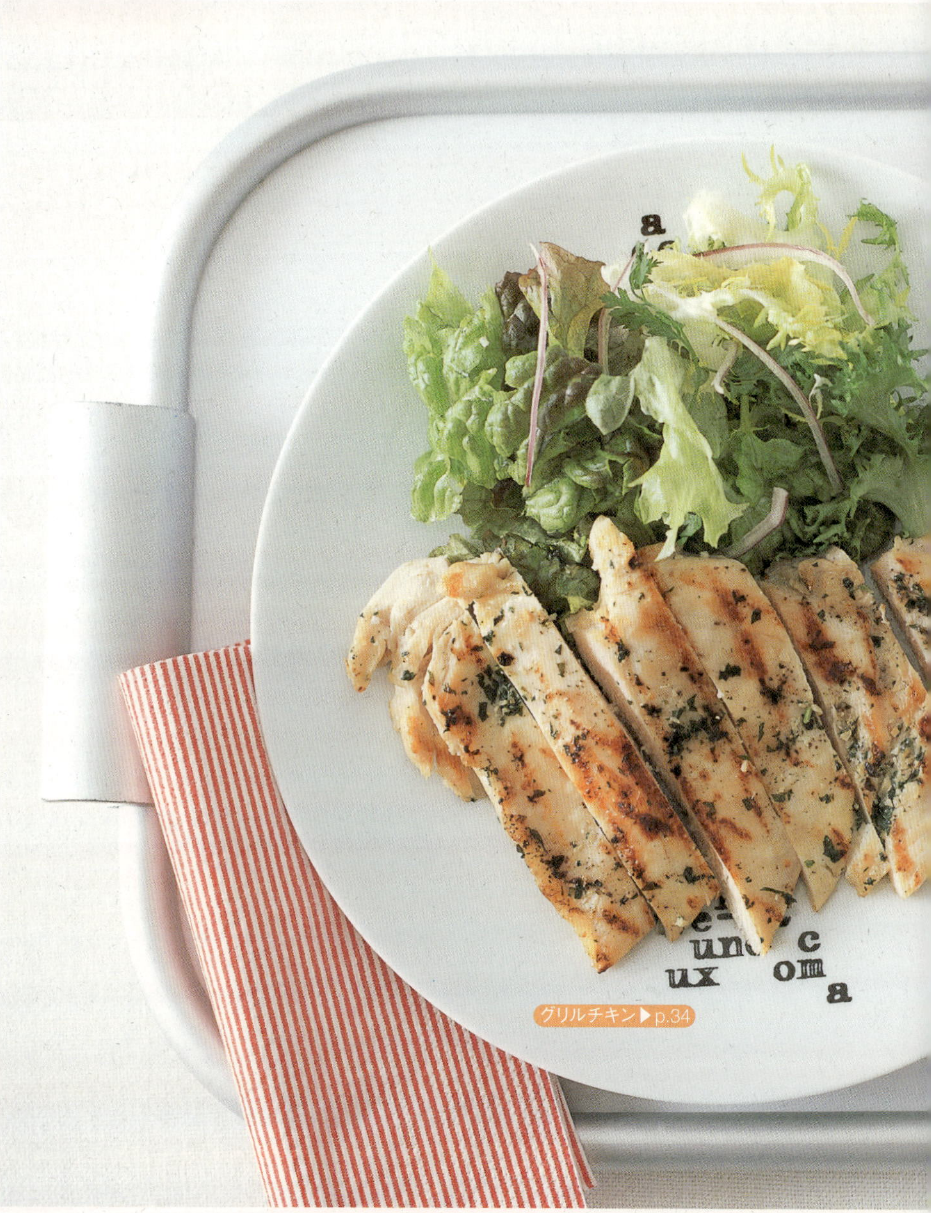

グリルチキン▶p.34

昼食は、一日のお食事の中心です。ランチ＝ディナーと考えて、ボリュームたっぷりのお食事をしましょう。ご存じですか、英和辞書で「dinner」を引くと「夕食」のほかに、「一日の中で主要な食事」という意味もあるのです。リーフサラダは、サニーレタス、チコリ、玉ねぎ、セロリなど、お好きな野菜を盛り合わせます。ドレッシングはノンオイルを選んでください。

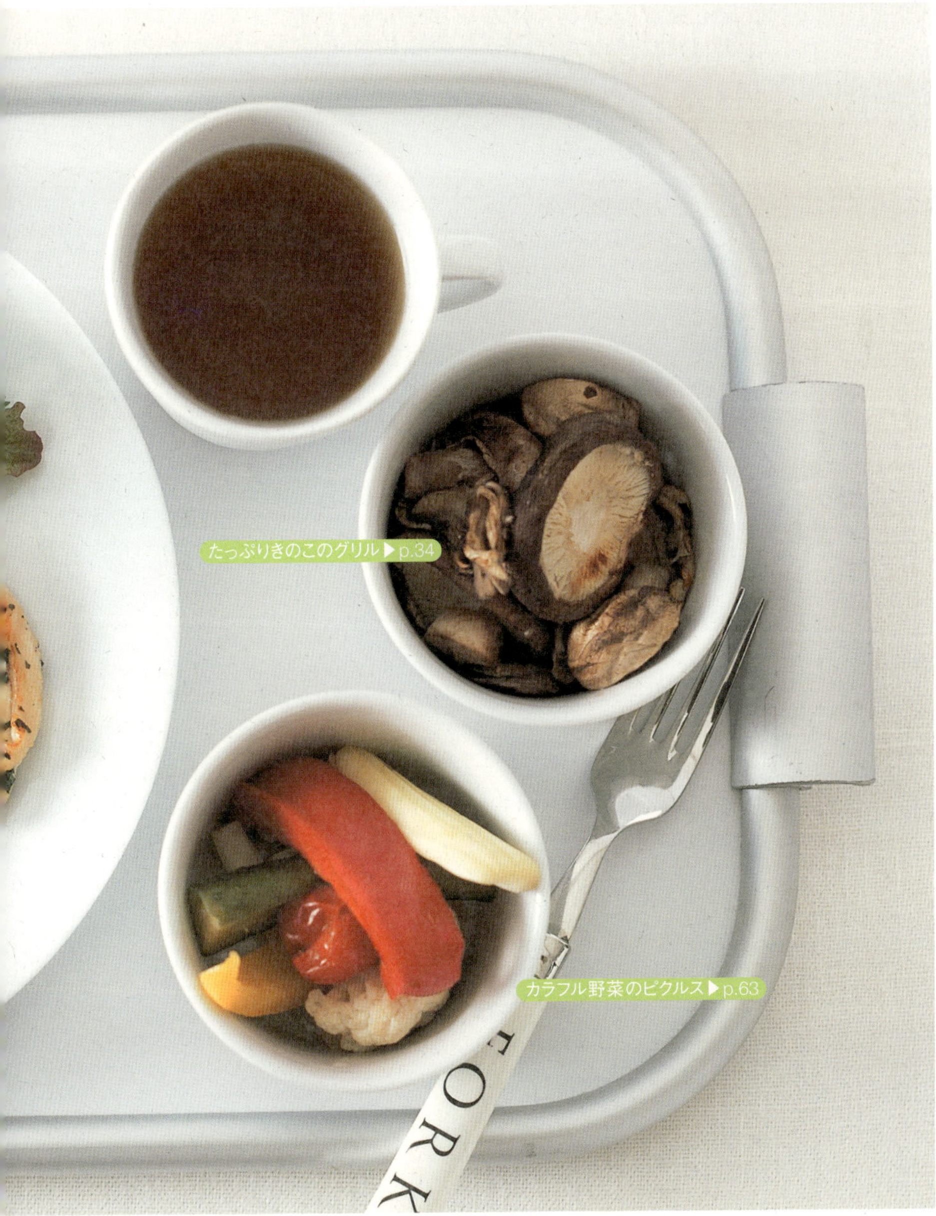
たっぷりきのこのグリル▶p.34
カラフル野菜のピクルス▶p.63

こんなに食べても
痩せられる
**朝昼晩の
モデルメニュー**
**MODEL
MENU**

夕食 | SUPPER

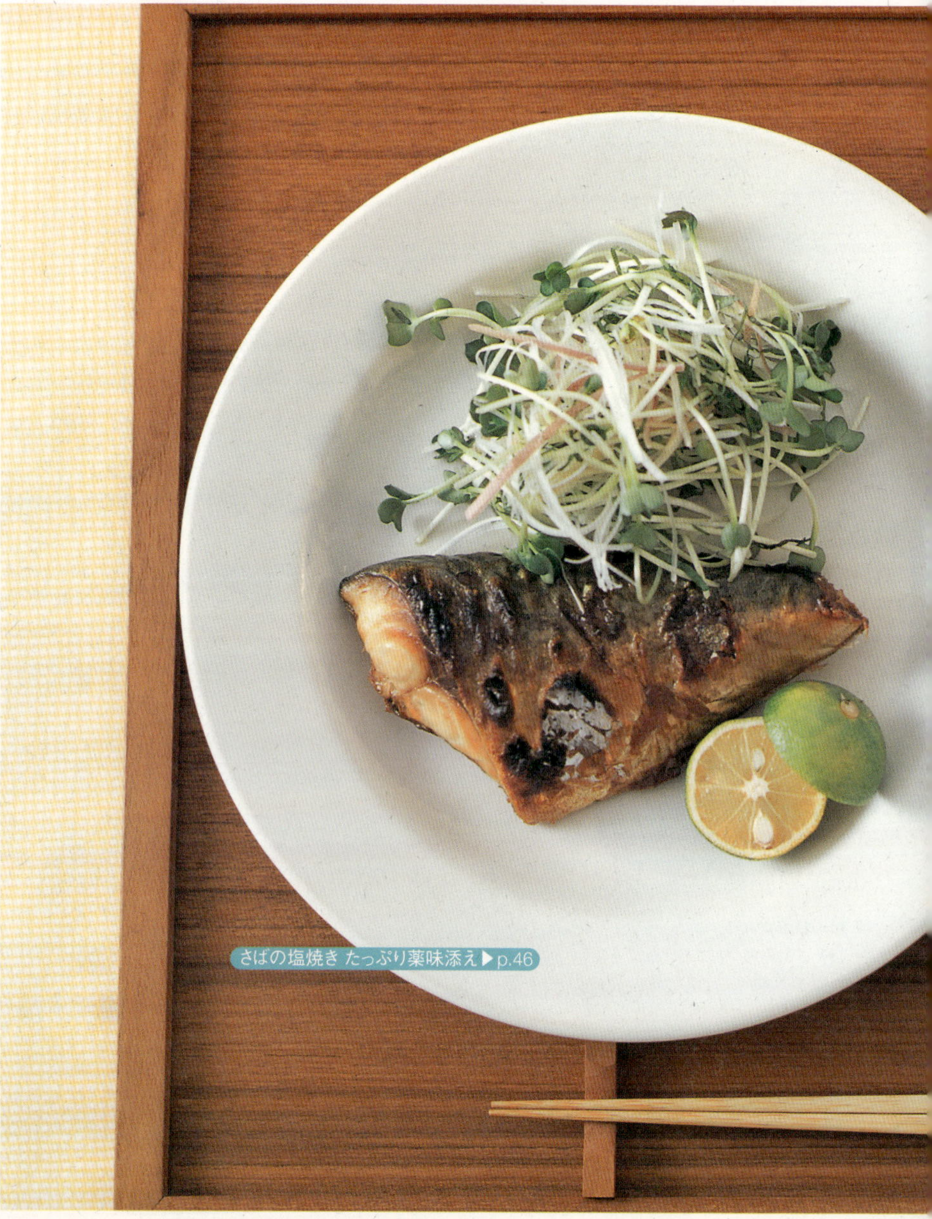

さばの塩焼き たっぷり薬味添え▶p.46

夕食は、「サパー＝軽い食事」と考えましょう。胃袋の門限は夜9時です。いくらダイエットメニューといえども、深夜にドカ食いをしていたら、胃への負担は大きく、ダイエット効果も食習慣のリセット効果も半減です。ちょっとズルしても1週間、きちんと実行しても1週間です。たった7日間の辛抱ですから、くじけないでがんばってくださいね！

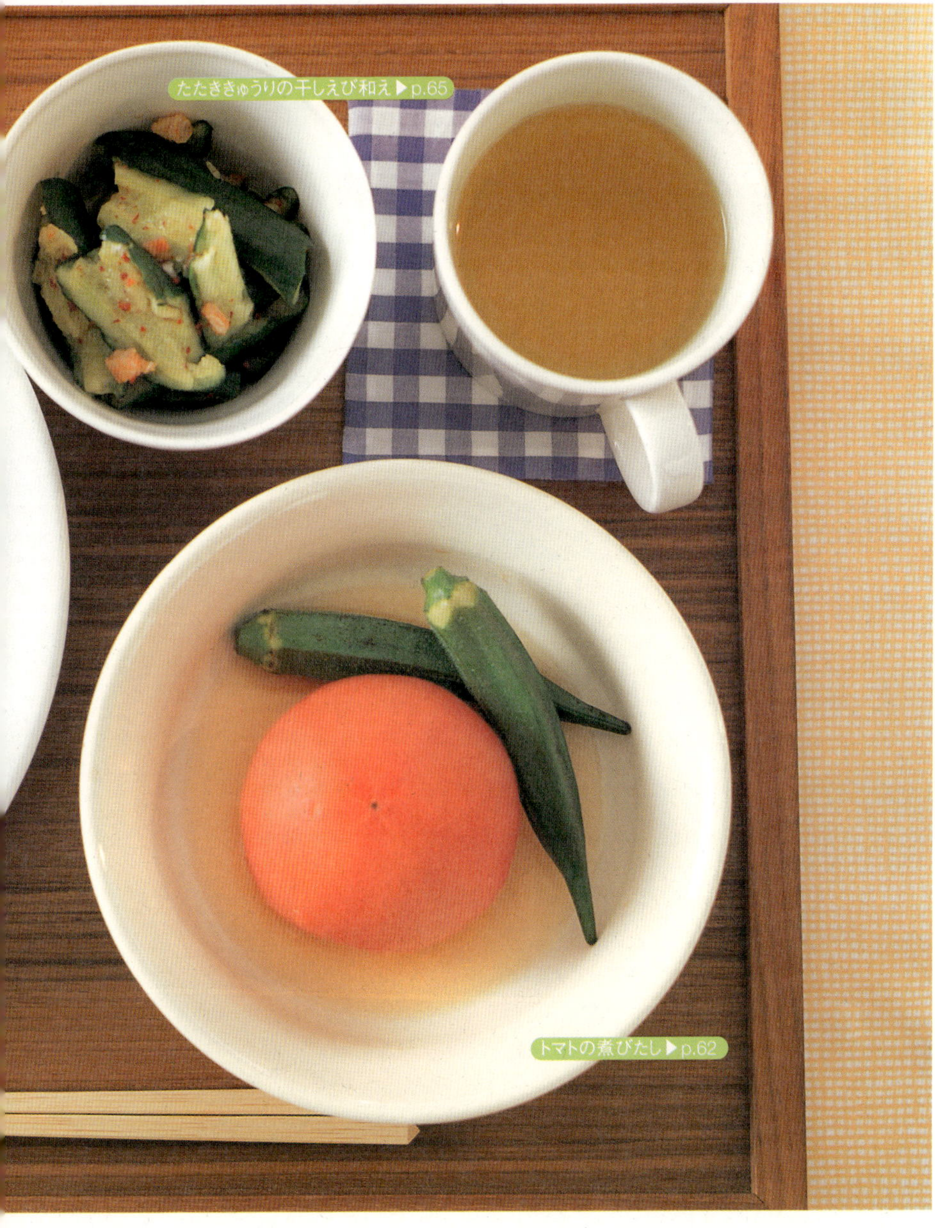

たたききゅうりの干しえび和え▶p.65
トマトの煮びたし▶p.62

RECIPE for RESET DIET

週に1回ずつの
特別ランチメニュー
SPECIAL LUNCH

いついただくかはあなたの自由です。好きな日を選びましょう

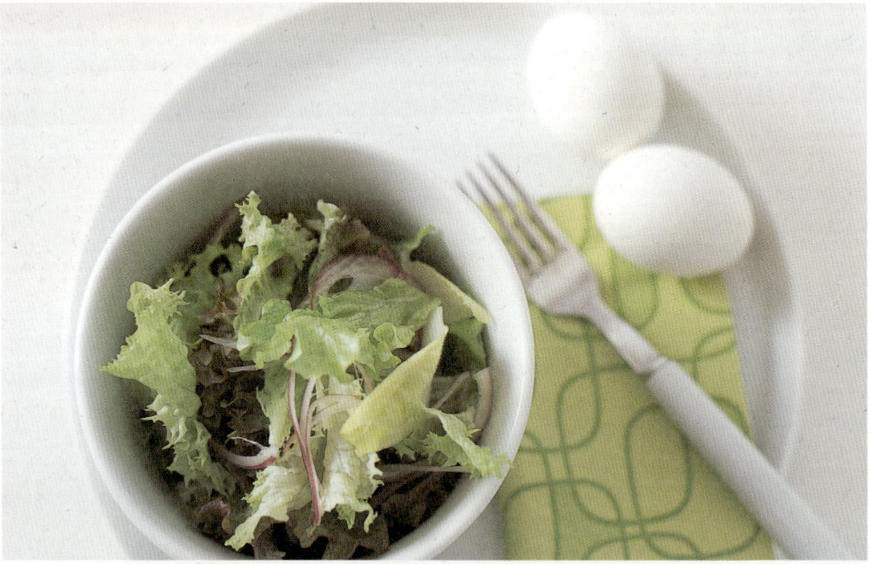

ゆで卵2個+野菜

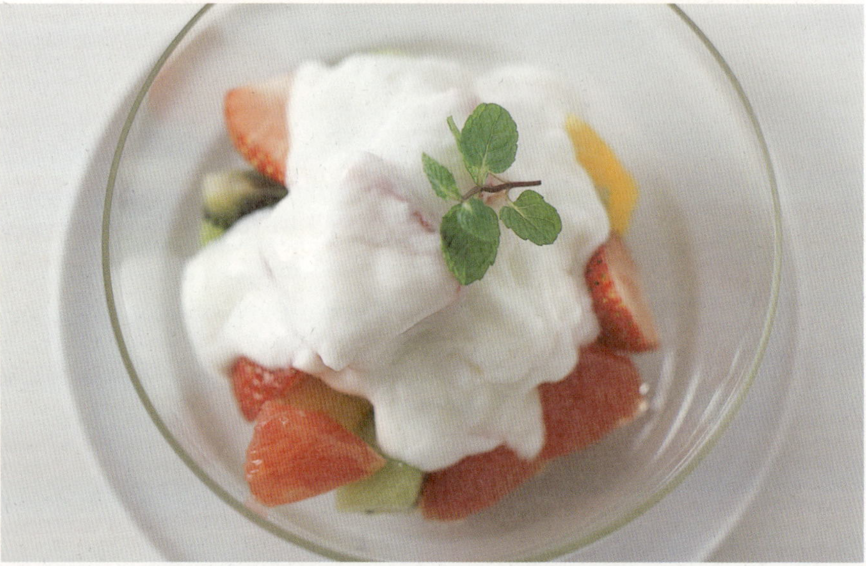

カットしたいろいろなフルーツ+プレーンヨーグルト

このメニューは、それぞれ週1回ずつ、必ず食べていただきたいメニューです。一つは「ゆで卵2個＋野菜(好きなだけ)」。この野菜は、生野菜でも温野菜でも、お好みの調理方法のものを選んでください。卵は、ひたひたの水と一緒に鍋に入れます。半熟なら沸騰してから5〜7分、かたゆでなら12〜13分。もし、ゆで卵が苦手な方はスクランブルドエッグでもけっこうですが、調理に油を使うことは禁止です。なるべくシンプルな調理法でいただきましょう。

もう一つのメニューは「カットしたいろいろなフルーツ＋プレーンヨーグルト(いずれもお好きな量をどうぞ)」。このメニューでの注意点は、多くの種類のフルーツを召し上がっていただきたいということです。いくら好物で、お手軽だからといって、バナナだけを5本とか、りんごだけ、スイカだけ、というのはNG。たくさんの種類のフルーツを食べやすくカットして、こんもりと盛り付けましょう。フルーツはやや小さめにカットしたほうが満足感が得られます。このお食事はフルーツの自然の甘さが満喫できる、うれしいランチです。

なお、リセットダイエット中にいろいろなフルーツを食べられるのは、この特別ランチメニューの1回だけです。このときにたっぷりといただいてくださいね。

この本の使い方 INTRO-DUCTION

『覚悟を決めて1週間！ リセットダイエット』を出版したあと、読者の方々から、もっと詳しいメニューを教えてほしいという要望がありました。そこで、もっと、みなさんのダイエットのお手伝いができるよう、従来のダイエットメニューをバージョンアップさせて、「おいしそうで・おいしくて・簡単で・お料理の腕も上がり・しかも痩せる！」こんな欲張りな願いを込めて第2弾を出すことにしました！

1 リセットダイエットの理論

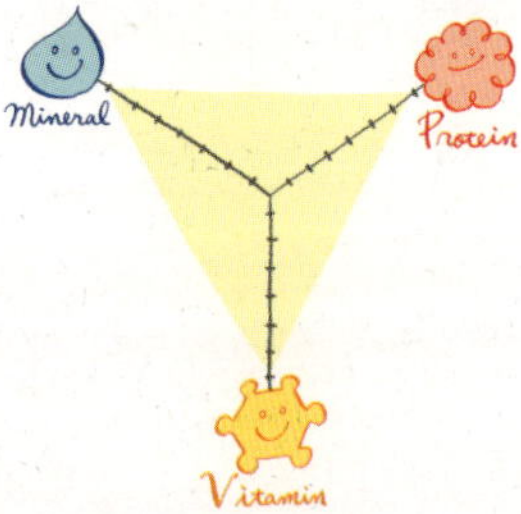

このダイエットは、脂肪に変化しやすい炭水化物・糖質・油分の摂取を制限し、体内の余分な脂肪をエネルギーとして消費して、さらに効率よく脂肪を燃焼させるために必要な、たんぱく質・ビタミン・ミネラルをバランスよくとることで、体重と体脂肪のスピーディな減量を目的としています。また、**どこでも簡単に手に入る普通の食材の組み合わせで減量できる食事療法**なのです。ですから特別なものを用意する必要はまったくありません。

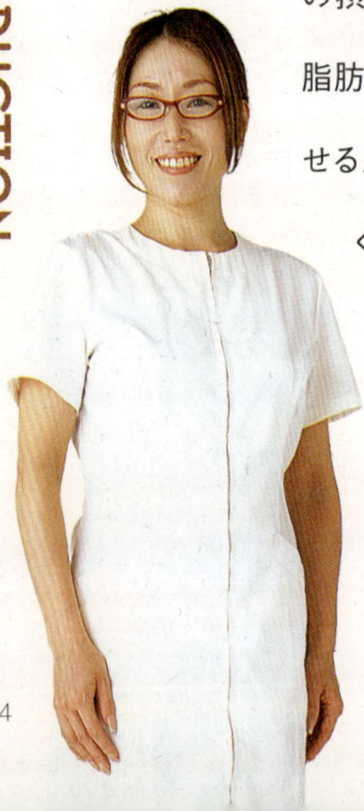

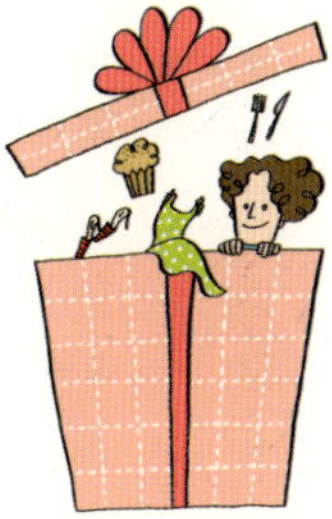

2 リセットダイエットの目的

このダイエットは、減量のためのお食事法を覚えることにより、最終的には**日常の食生活をエンジョイ**できるようになることを目的としています。早く「理想体重」(前著21ページを読んでくださいね!)になって、食生活を楽しみつつ、太らないコントロール法を身につけましょう。また、1週間厳密に実行することで「味覚のリセット」や「食習慣のリセット」など、たくさんの効果を実感していただきたいのです。この経験が、人生をさらに美しく、充実させるためのヒントを与えてくれるはずです。

3 リセットダイエットの方法

まずは6ページからの朝食・昼食・夕食のモデルメニューを参考にしてください。朝食は定番メニューを、昼食・夕食はあなたが食べたいメニューを選んで組み合わせます。基本は〈**肉 or 魚1品+野菜料理を数品**〉です。でも、昼食だけ週2回の特別メニューがありますので注意してください。なお、肉や魚のかわりに、えび・いか・たこ・貝など、魚介類も週2回までなら、昼食でも夕食でもOKです。以上のルールを守っていただければ、基本的に**食べる量の制限はありません**。カロリー計算は不要です。たんぱく質・ビタミン・ミネラルの摂取がいちばん大事です。

4 お食事のポイント&タブーを もう一度おさらいしてみましょう

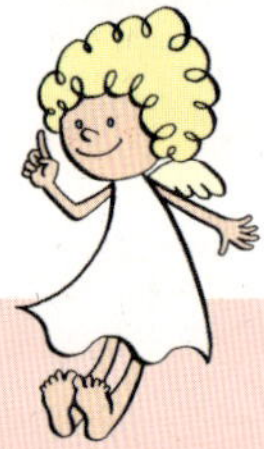

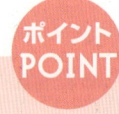

ポイント POINT

・昼・夜、お肉でも大丈夫です(魚&魚でも)。
・お食事の盛り付け方を工夫し、目も満足させるようにしましょう。
・飲み物はノンカロリーのものを。ミネラルウォーターがベスト。いつ飲んでもOKです。
・調理はなるべくシンプルに、味付けも薄味を心がけてください。

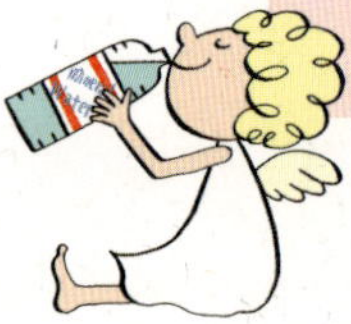

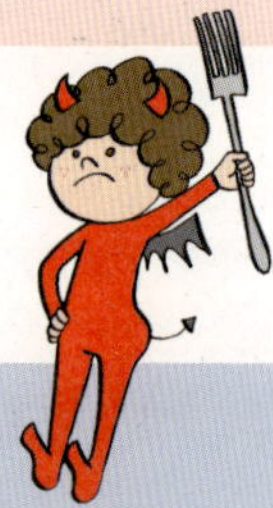

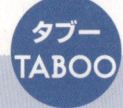

タブー TABOO

・一回のお食事で、お肉とお魚を食べてはいけません。
・食事のお代わりは禁止です。一度でたっぷりと盛り付けましょう。
・調理中に素材から出た脂も、極力食べないこと。
・お鍋仕立てやスープ煮の、お料理のスープは飲まないこと。

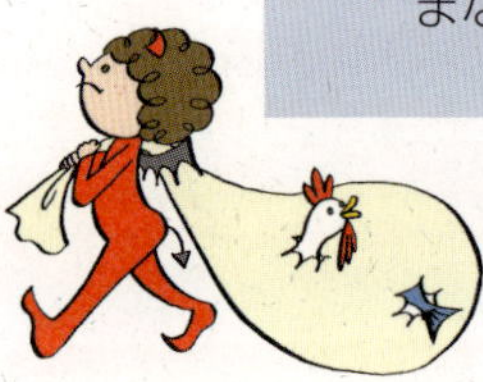

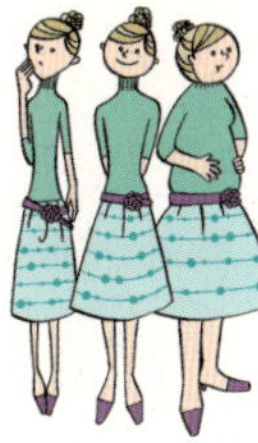

5 スムーズにダイエットを成功させるために

『覚悟を決めて1週間！ リセットダイエット』でも詳しく書きましたが、❶**スタートに適した時期**を設定すること、❷**理想体重**を決めること、❸毎日必ず**食事日記**をつけることは、最短時間で目標を達成するためのポイントです。せっかくの1週間のダイエットプログラムが、有意義な時間になるように、スタート前にこの三つのポイントを必ずチェックしましょう。

6 ダイエットを実行するにあたり、避けること

減量できる体重は個人差があります。「もっともっと痩せなきゃ！」と思うあまり、極端にお食事の量を減らしたり、過激な運動をしたり、サウナに長時間入るなど、無理をしすぎるのはよくありません。**厳密なダイエット期間は1週間を目安**にしてください。2週目以降はクールダウン期と考えて、体重キープをメインにしましょう。そして再び、痩せやすい時期を選んで1週間、リセットダイエットにチャレンジしてみてください。また、体調が悪いときや、お薬を服用しているときはダイエットを避け、体調をくずしたときもダイエットは中止しましょう。

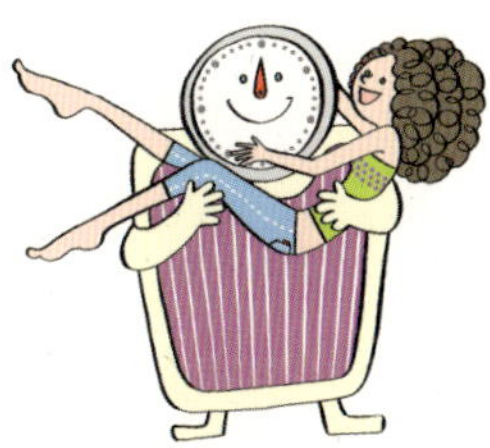

こんなに食べても痩せられる
肉
MEAT

外は香ばしく、中はピンク色をめざしたい
牛たたきの玉ねぎソース

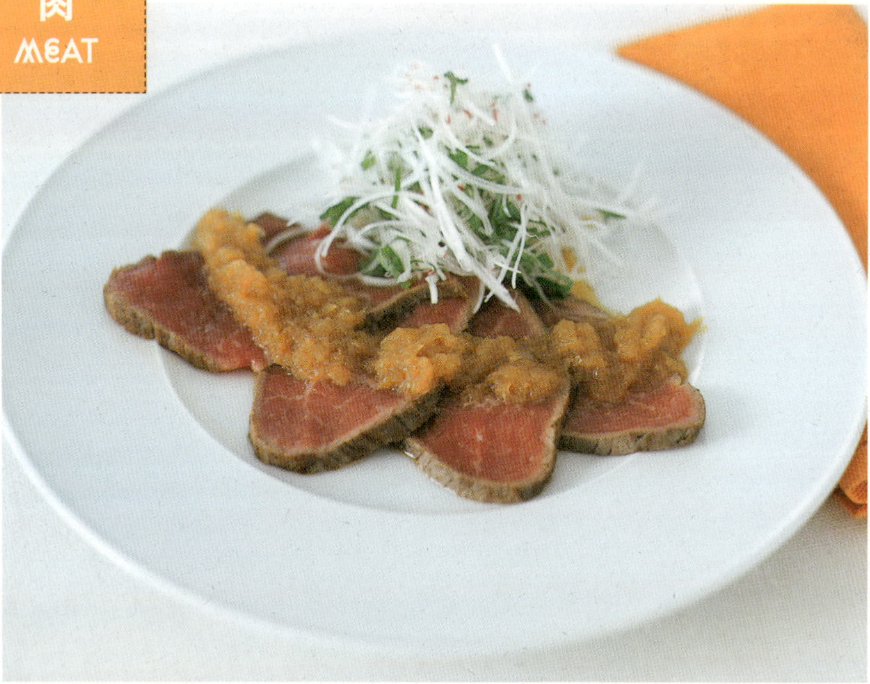

材料

牛もも肉(塊)	500〜600g
塩	小さじ1/2
こしょう	少々
玉ねぎ(すりおろし)	1個分
しょうゆ	大さじ4
レモン汁	大さじ2
長ねぎ	1/4本
ラディッシュ	2個
青じそ	5枚

作り方

1. 牛もも肉は、塩、こしょうをして10分ほどおく。
2. 長ねぎは繊維に沿って中央まで包丁を入れて平らに開き、端から千切りにし、水にさらして白髪ねぎにする。ラディッシュは葉を落とし、薄切りにしたものをさらに千切りにする。青じそも千切りにし、長ねぎ、ラディッシュと和えて薬味にする。
3. フッ素樹脂加工のフライパンで、❶の全体にしっかり焼き色をつけて皿にとっておく。
4. 玉ねぎのすりおろしにしょうゆ、レモン汁を加えて、玉ねぎソースを作る。
5. ❸の肉が室温まで冷めたら、スライスして皿に盛り付け、❷の薬味をたっぷりと添える。玉ねぎだれと一緒に。

※お肉は、1人分100gが目安。

※玉ねぎソースはこの分量で4〜5人分できます。

調理時間 15min.

下準備 10min.

2日目はスパイシーな味付けで

牛たたきのタイ風サラダ

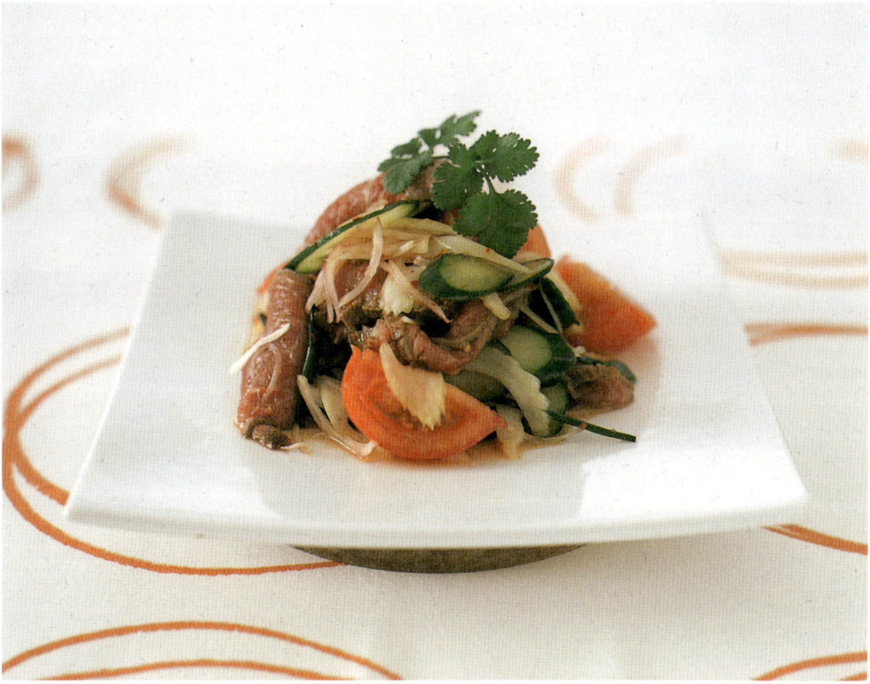

材料(2人分)

牛たたき ………………………… 100g
(18ページ参照)
エシャロット …………………… 1/2個
ミニトマト ……………………… 4個
きゅうり ………………………… 1/2本
セロリ …………………………… 1/2本
万能ねぎ ………………………… 4本
赤唐辛子 ………………………… 1本
レモン汁 ……………………… 1/2個分
ナンプラー …………………… 大さじ1
コリアンダーの葉(飾り用) …… 少量

作り方

1. 牛たたきは薄くスライスする。
2. エシャロットは半分に切って繊維に沿って薄切りに、ミニトマトはへたを取って縦に四つ切り、きゅうり、セロリは斜め薄切り、万能ねぎは5cm長さに切る。赤唐辛子は輪切りにする。
3. ❶と❷をボウルに入れ、レモン汁、ナンプラーでよく和える。仕上げに、コリアンダーの葉を飾る。

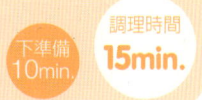

下準備 10min.
調理時間 15min.

室温にもどしてから焼くのがジューシーに仕上げるコツ
牛フィレ肉のグリルゆずこしょう風味

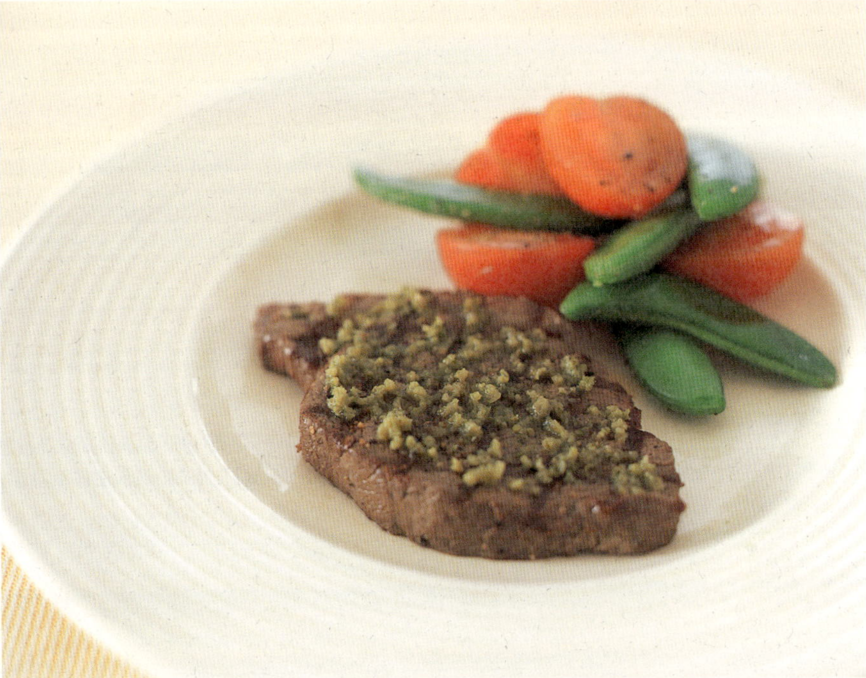

材料(2人分)

牛フィレ肉(ステーキ用)
……………… 100〜120g ×2枚
塩、こしょう …………………… 各適量
ゆずこしょう …………………… 適量
ミニトマト、スナップえんどう
…………………………… 各適量
レモン汁 ………………………… 適量

作り方

1. 牛フィレ肉は両面に塩、こしょうを軽くしておく。
2. グリルパン(なければフッ素樹脂加工のフライパン)をよく熱し、牛肉を両面強火で焼く。
3. 皿に盛り付け、片面にゆずこしょうを塗る。
4. 縦半分に切ったミニトマトとさっとゆでたスナップえんどうを塩、こしょう、レモン汁であえ、❸の皿に添える。

調理時間
20min.

強火でささっとあぶり、万能ねぎを巻いた
牛タン網焼き

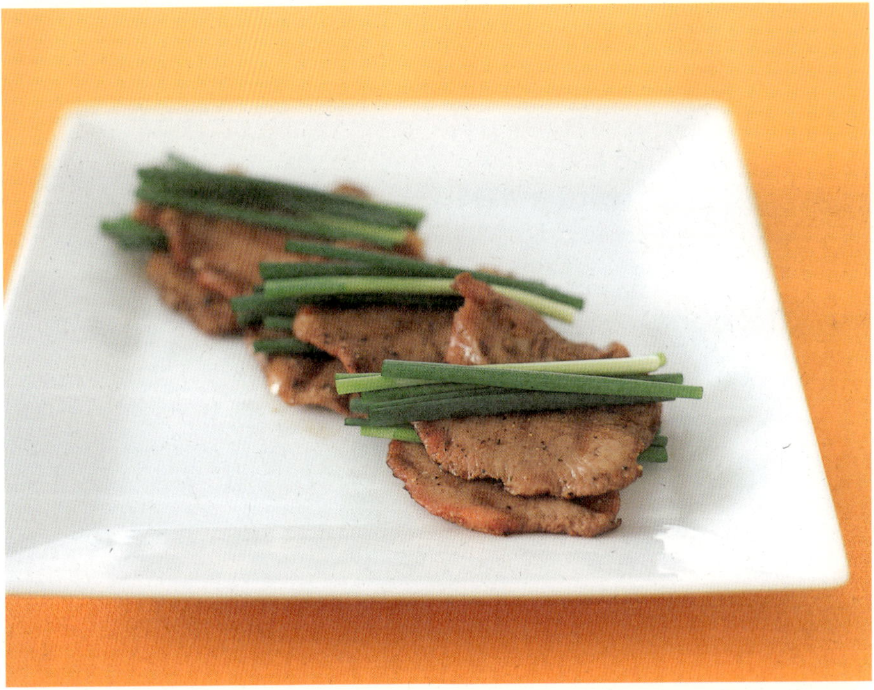

材料（2人分）

牛タン（スライス） …… 10枚
塩、こしょう …… 各適量
万能ねぎ …… 5～6本

作り方

1. 牛タンには軽く塩、こしょうをする。
2. 網、グリルパンなどをよく熱し、❶をのせて両面を強火で焼く。
3. 5cm長さに切った万能ねぎを挟むように盛り付ける。好みでレモンを添えても。

※七味唐辛子も合います。

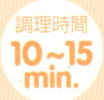

調理時間 10～15 min.

つけ合わせ野菜も一緒にグリルすれば、手間いらず

ローストビーフ

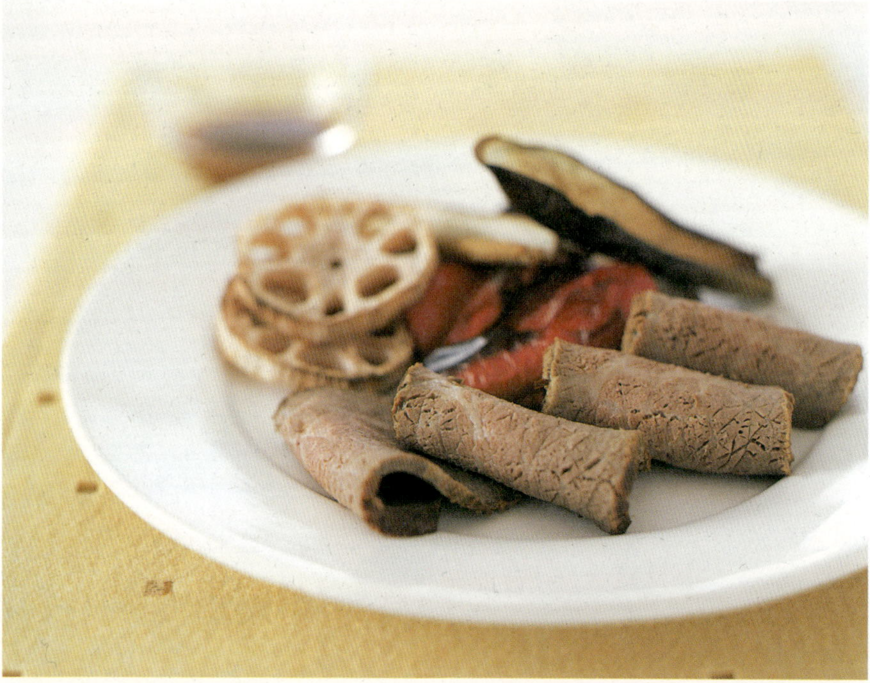

肉 | MEAT

材料

牛もも肉（塊・お肉屋さんで糸を巻いてもらって） …… 500〜600g
塩 …… 小さじ1/2
こしょう …… 適量
玉ねぎ …… 1/2個
セロリ …… 1/2本
にんじん …… 1/2本
にんにく …… 1かけ
れんこん …… 1/4節
なす …… 1個
ごぼう …… 1/2本
パプリカ …… 1個
わさび（生がなければチューブ入りのものでも） …… 小さじ1
しょうゆ …… 大さじ4

調理時間 45~50 min.

下準備 10min.

作り方

1. 牛もも肉には塩、こしょうを全体によくすりこみ、10分ほどおく。
2. 玉ねぎ、セロリ、にんじんは2cm角に切る。
3. フッ素樹脂加工のフライパンで肉汁が出ないよう、❶の表面に強火でしっかりと焦げ目をつける。
4. 天板に❷の野菜とにんにくを広げ、上に❸の肉を置く。190℃に温めておいたオーブンで30〜40分焼く。
5. 残り時間が20分ほどになったら、❹のオーブンにへたを落として縦半分に切ったなす、5〜6cm長さに切ったごぼう、1cm厚さの輪切りにしたれんこん、半分に切って種とへたを取ったパプリカを一緒に入れて焼く。
6. 焼き上がった肉はアルミホイルに包んで、室温くらいまで冷ましてスライスし、❺の野菜とともに盛り付ける。
7. わさびとしょうゆを合わせたわさびじょうゆを添える。

※❷の野菜は香り用なので食べない。

肉にも魚にも合う、ピリ辛トマト&玉ねぎソースで

ローストポーク サルサ風ソースがけ

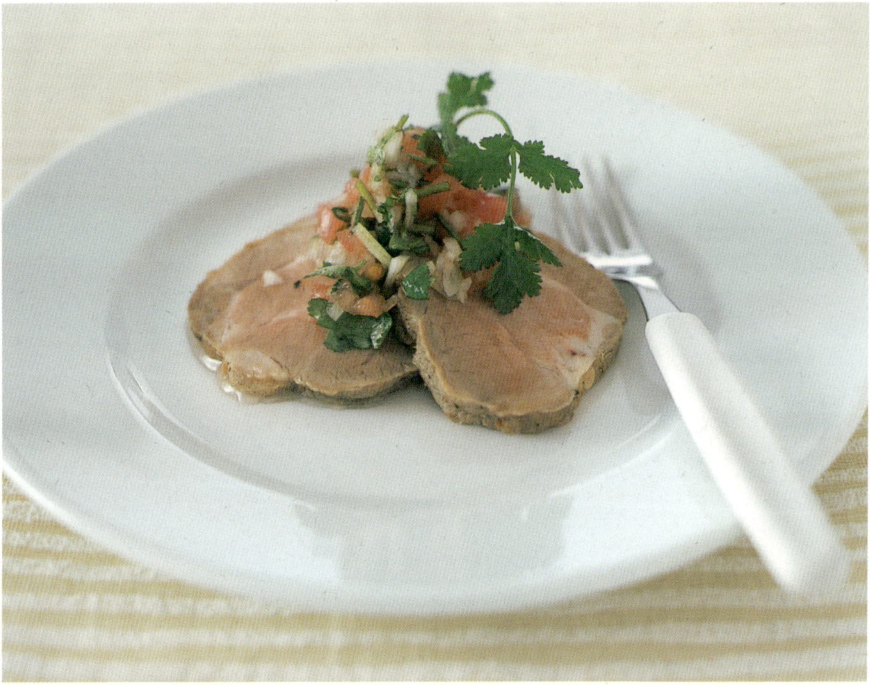

材料

豚もも肉(塊・お肉屋さんで糸を巻いてもらって。またはスーパーの焼き豚用でも) …………………… 300g
塩 ………………………… 小さじ1/2
こしょう ………………………… 少々
サルサソース
　玉ねぎ …………………… 1/2個
　トマト …………………… 1個
　にんにく …………………… 1かけ
　コリアンダー(みじん切り) ……………………大さじ2
　塩 …………………… 小さじ1
　こしょう …………………… 少々
　レモン汁 ……………… 1/2個分
　タバスコ ……………… 小さじ1/2
コリアンダーの葉(飾り用) …… 少量

作り方

1 豚もも肉は表面に塩、こしょうをすりこみ、10分ほどおく。

2 天板に❶を置き、190℃に温めておいたオーブンで20〜25分焼く。

3 アルミホイルに包んで室温まで冷まし、肉汁が落ち着いたら5㎜厚さにスライスして盛り付ける。

4 にんにくと玉ねぎはみじん切り、トマトは半分に切って種を取ってみじん切りにし、ボウルにすべて入れて合わせ、塩、こしょう、レモン汁、タバスコで味をととのえる。最後にコリアンダーを加え、サルサソースを作る。

5 ❸の肉に❹のサルサソースをたっぷりと添えて、コリアンダーの葉を飾る。

下準備 10min.
調理時間 30min.

NG
な食べ物
COLUMN

NGな食べ物をしっかり把握して厳密にダイエットプログラムを実行しましょう

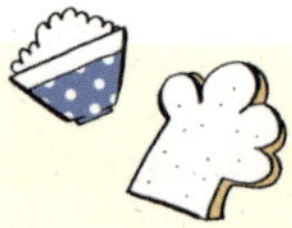

NGな食べ物

炭水化物（ごはん・パン・めん類）

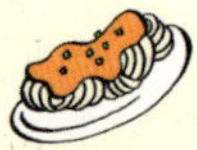

糖分（砂糖・はちみつなど）

※人工甘味料はカロリーゼロといえども、味覚のリセット効果の妨げになるのでオススメしません。

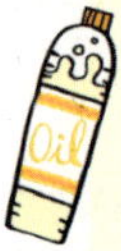

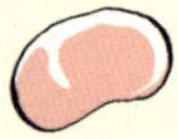

油分（油・バター・オリーブオイル）

お肉の脂身（脂身の多いひき肉や鶏肉の皮もNG）

脂分が多いお魚（うなぎ・大トロ・ぶり・鮭のハラスなど）

※魚は脂の含有量がわかりにくいので、旬の脂がのったお魚は、1尾とか1切れと決めるとよい。　例）さんま→1尾　さば→1切れ

野菜

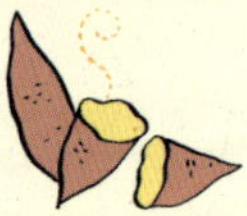

- **いも類**（かぼちゃもNG）
- **豆類**（納豆・豆腐もNG）
- **とうもろこし**
- **アボカド**

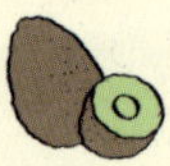

※リセットダイエットで禁止している野菜は、油分やでんぷん質が高いものです。豆類も一部でんぷん質が高いものがあるので、プログラム中は禁止しています。野菜の糖度は関係ありません。表記以外の野菜をまんべんなく食べることをオススメします。

市販のソーセージ・ハム・ハンバーグ・かまぼこなどの加工品や練り製品など

牛乳

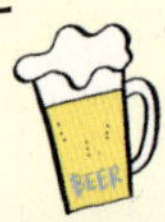

チーズ

お酒（飲酒はダメです。お料理に大さじ1程度使用の分はOK）

お菓子類（和菓子も洋菓子もキャンディーなども全部です）

ナッツ類・ドライフルーツ

調味料について

OK 調味料	NG 調味料
塩／こしょう／ハーブソルト	マヨネーズ
しょうゆ／ポン酢じょうゆ	ドレッシング（油使用のもの）
ノンオイルドレッシング	ケチャップ
だしじょうゆ（あまり甘みが強くないもの）	ソース／オイスターソース
ナンプラー	カレールゥ
だし汁／コンソメ／ブイヨン	ドミグラスソース
タバスコ／酢	ごまだれ／みりん／味噌
トウバンジャン／カレー粉	すき焼きのたれ
わさび／からし／しょうが	焼き肉のたれ
にんにく／唐辛子	**糖分・油分が多く含まれたものはすべてダメです**
山椒／ゆずこしょう	
レモン／ゆず／ハーブ類	

※このダイエット法は、食べる量の制限がないことから、調味料も過剰に使ってしまう傾向があります。調味料は控えめに！　なるべく薄味の調理を心がけてください。

※こんにゃく・春雨はOK食品ですが、栄養素の関係上こんにゃくや春雨だけでお食事をすませないようにしてください。基本は、お肉やお魚などのたんぱく質＋野菜です。

電子レンジを活用するとクッキング時間も短縮

レンジポーク

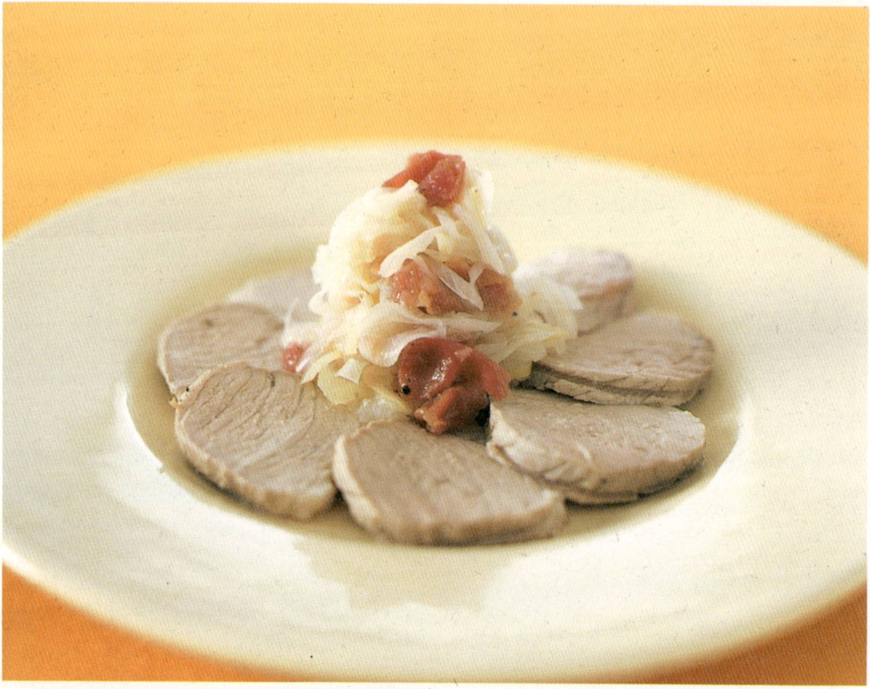

材料（2人分）

豚もも肉（塊）	300g
塩	小さじ1
長ねぎ	1本
梅干し	2個
酒	小さじ2

作り方

1 豚肉は塩をすりこんで、30分〜1時間ほどおく。水気が出てくるので、ペーパータオルなどでそのつどふき取る。

2 耐熱皿に❶の豚肉を置いて水50㎖と酒を合わせてかけ、ふんわりとラップをして500Wの電子レンジで5分加熱する。

3 ❷の豚肉の上に斜め薄切りにしたねぎと、種を取ってちぎった梅干しを置いて、もう一度ラップをかけて電子レンジでさらに5分加熱する。

4 豚肉が室温くらいまで冷めたらスライスして、❸のねぎと梅干しをのせる。

調理時間 15min.

下準備 30~60min.

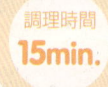

塩ゆず風味のおろしをからめていただく

豚肉とレタスのみぞれ仕立て

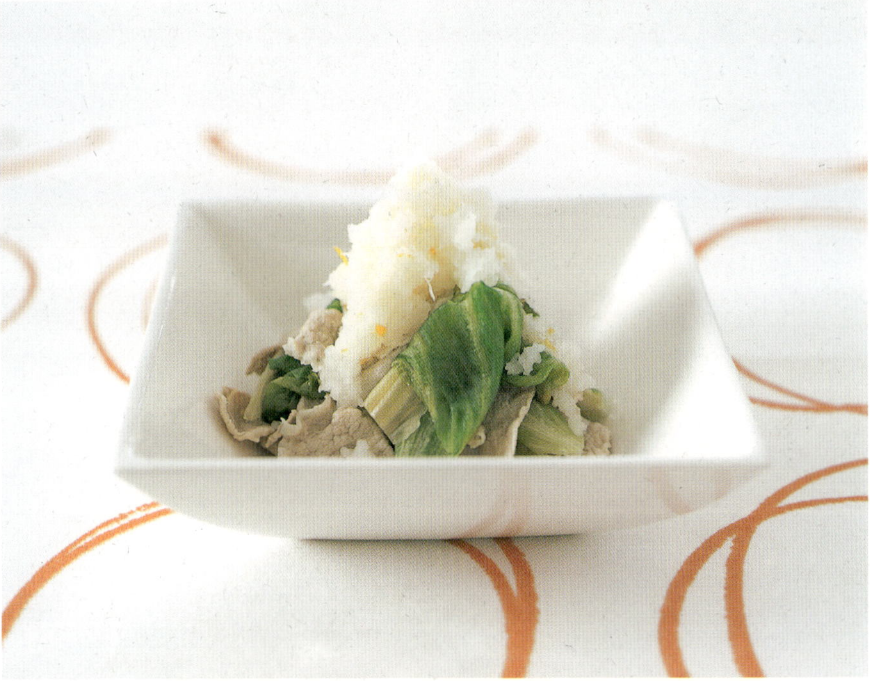

材料（2人分）

豚肉（しゃぶしゃぶ用）…………120g
レタス……………………………4枚
大根おろし…………………1/2本分
塩……………………………小さじ1
ゆずの皮……………………1/4個分

作り方

1. 豚肉は酒少々（材料外）を入れた熱湯に、色が変わる程度にさっとくぐらす。レタスは大きめにちぎり、同じくさっと熱湯に通し、すぐに引き上げて冷水につける。
2. ゆずの皮は白いわたの部分をきれいに取り除き、ごく細い千切りにする。
3. 大根おろしはざるにとって水気をきり、軽くしぼって塩と❷のゆずの皮を加える。
4. ❶の豚肉とレタスをざっくりと和えて器に盛り付け、❸のおろしをたっぷりと添える。

調理時間
15min.

しゃぶしゃぶに合わせて野菜は薄切りに

豚しゃぶのエスニックサラダ

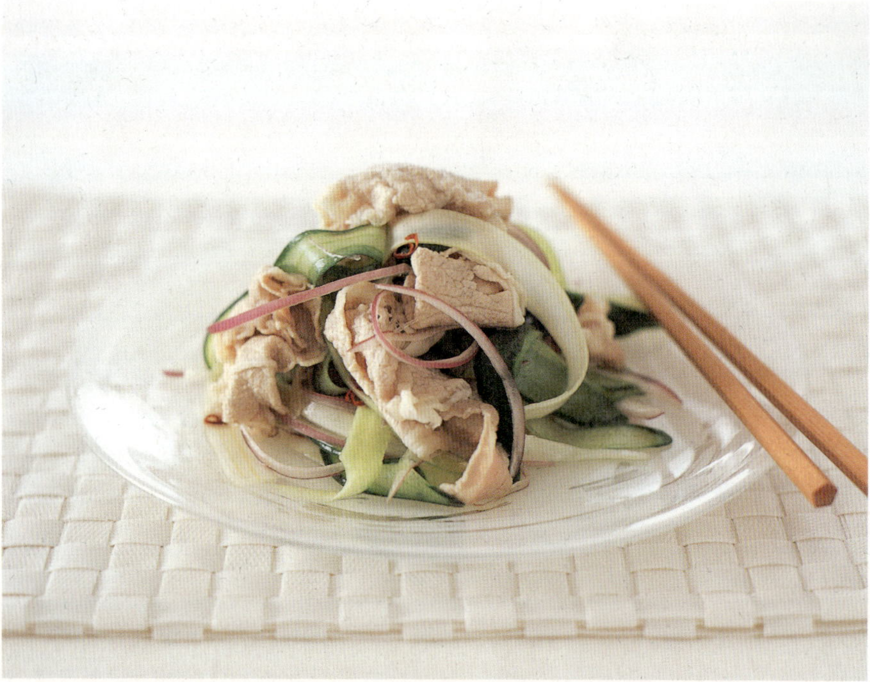

肉 | MEAT

材料（2人分）

豚肉（しゃぶしゃぶ用）	120g
きゅうり	1本
セロリ	1本
紫玉ねぎ	1/4個
赤唐辛子	1本
ナンプラー	大さじ1/2
レモン汁	大さじ1/2

作り方

1. きゅうり、セロリはピーラーで皮をむくように薄くそぎ切りにする。紫玉ねぎも繊維に沿って薄切りにする。
2. 豚肉は酒少々（材料外）を入れた熱湯にさっとくぐらす。
3. ❶と❷をボウルに入れ、種を取って小口切りにした赤唐辛子とレモン汁、ナンプラーを加えてよく和える。

調理時間 15min.

野菜の甘みを引き出すなら蒸すのが一番

白菜と豚肉の重ね蒸し

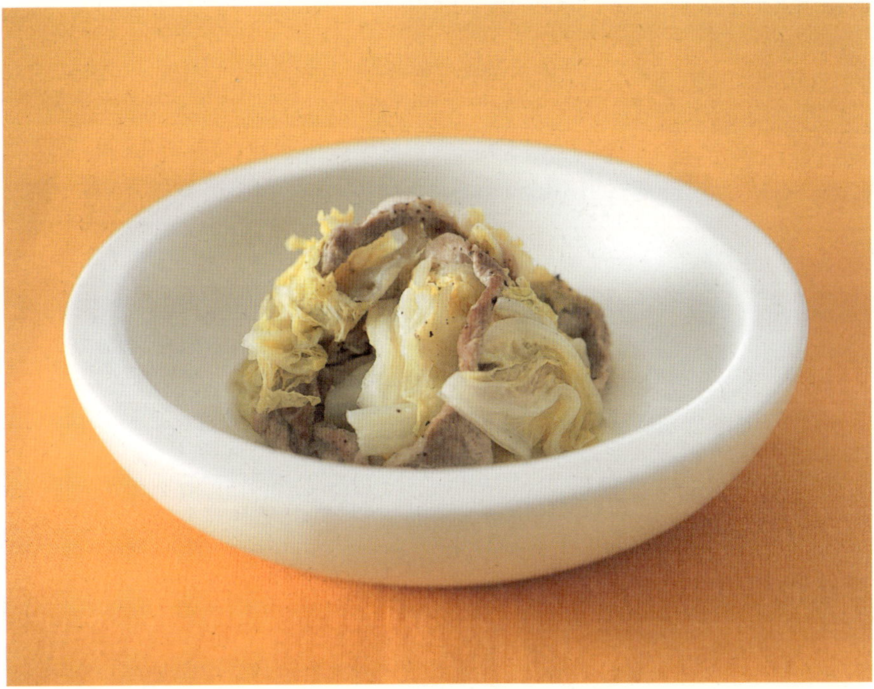

材料(2人分)

白菜	4～5枚
豚もも肉(薄切り)	100g
塩	小さじ1/3
こしょう	少々
中華スープの素(顆粒)	小さじ1/2

作り方

1. 白菜は縦半分に切り5cm幅にカットする。豚肉は半分に切る。
2. 鍋に白菜の切り口を上にしてぎっしりと並べ、間に豚肉を挟むようにして入れる。
3. ❷の上から塩、こしょうをし、水50mlで溶かした中華スープを注いでふたをして弱火で15～20分蒸し煮にする。

調理時間 20~25 min.

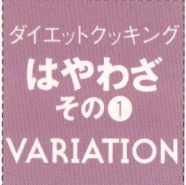

ダイエットクッキング
はやわざ
その❶
VARIATION

ゆで豚いろいろ

ダイエット中は、できたら調理にあまり時間をかけたくないもの。そこで、いっぺんにたくさん作って、ストックしておくと便利なゆで豚は、オススメしたいお料理です。調理もお好きな薬味と一緒にゆでるだけでとても簡単。冷蔵庫で5日間ほどもちます。

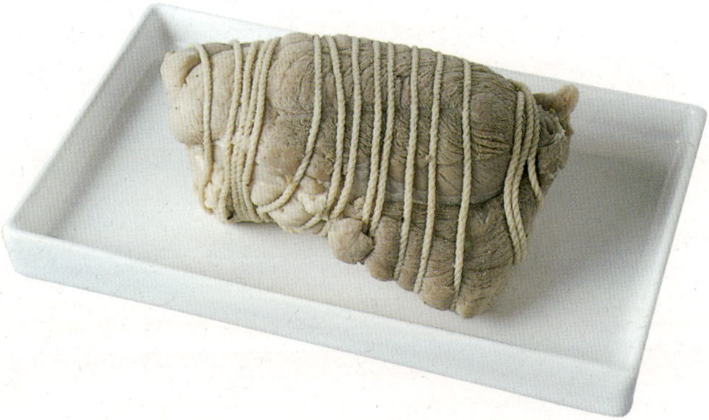

材料

豚もも肉(塊) ………………… 500〜600g
しょうが、ねぎの青い部分 ………… 各適量

作り方

鍋に豚肉とかぶるくらいの水、しょうがの薄切りとねぎを入れて中火にかけ、湯が沸いたら弱火におとして30分ほど煮る。火からおろして鍋の中で冷まし、室温くらいになったらゆで汁から取り出す。

ゆで豚は切り方ひとつで食感が変化、さらにソースでもバリエーションがつきます

❶らっきょうトマトだれ

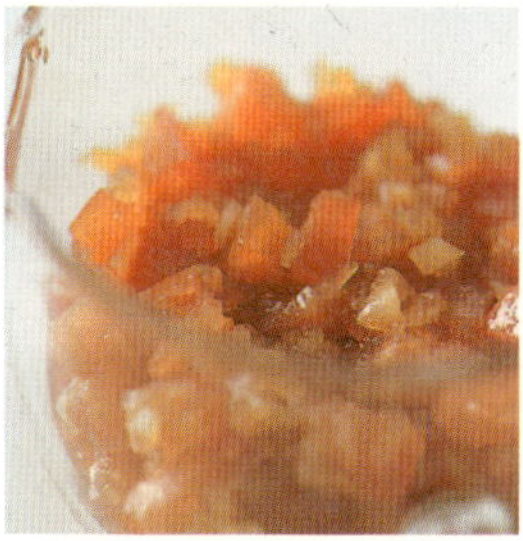

らっきょう(みじん切り) ……… 大さじ2
トマト(種を取ってみじん切り)
…………………………… 1/2個分
しょうゆ ……………………… 大さじ2
酢 …………………………… 大さじ1

たれの材料をすべて合わせ、スライスしたゆで豚にたっぷりかける。

※らっきょうは甘みの強くないものを選んで。

❷ねぎソース

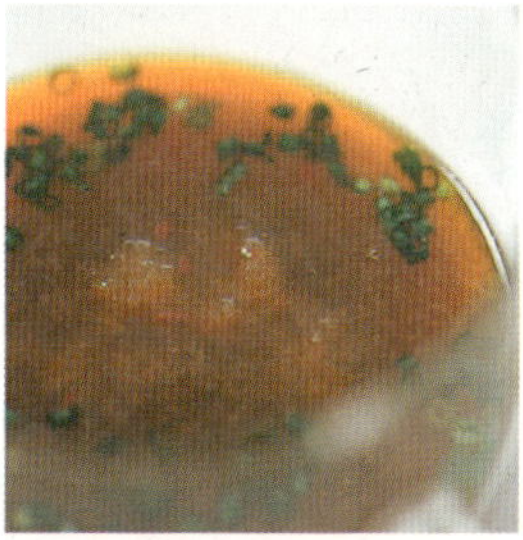

万能ねぎ ……………………… 6〜7本
大根 …………………………… 1/2本
赤唐辛子 ……………………… 3本
ポン酢じょうゆ ……………… 適量

万能ねぎは細かい小口切り、大根は赤唐辛子を刺しておろす(市販のもみじおろしでも)。この薬味とポン酢じょうゆを合わせ、スライスしたゆで豚に添えて。

❸にんにくじょうゆ

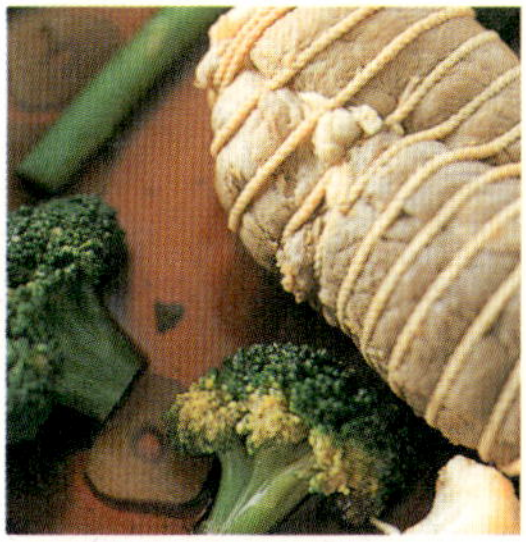

にんにく ……………………… 1かけ
だし汁 ………………………… 100㎖
しょうゆ ……………………… 大さじ4

にんにくをつぶして、だし汁、しょうゆと合わせたたれに、ゆで豚、好みのゆで野菜(ブロッコリー、カリフラワー、さやいんげんなど)を漬け込む。ゆで野菜は歯ごたえのある水気の少ないものを選んで。

野菜の歯ごたえにフレッシュミントの香りが絶妙

いんげんとささ身のエスニックサラダ

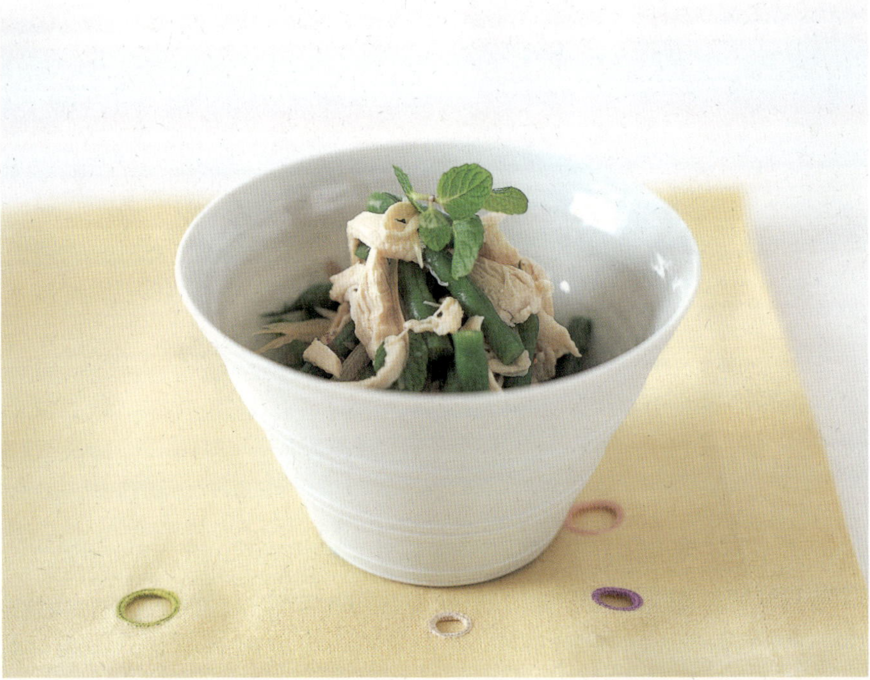

肉 | MEAT

材料(2人分)

鶏ささ身 ………………………… 150g
さやいんげん …………………… 100g
みょうが ………………………… 1個
ミントの葉 ………………… 10〜12枚
ナンプラー ………………… 大さじ1/2
レモン汁 …………………… 大さじ1/2

作り方

1 鶏ささ身は筋を取って熱湯で4〜5分ゆで、冷ましてから大きめに裂く。

2 いんげんは筋を取って塩(材料外)を入れた熱湯でゆで、冷水にとって水気をきってから1/3長さに切る。みょうがは縦に切って薄切りにする。

3 ボウルにミントの葉のみじん切り、ナンプラー、レモン汁を混ぜ、❶と❷を和える。

調理時間
15min.

いろいろな具材を焼きのりで手巻きにして

鶏ささ身と梅肉ののり巻き

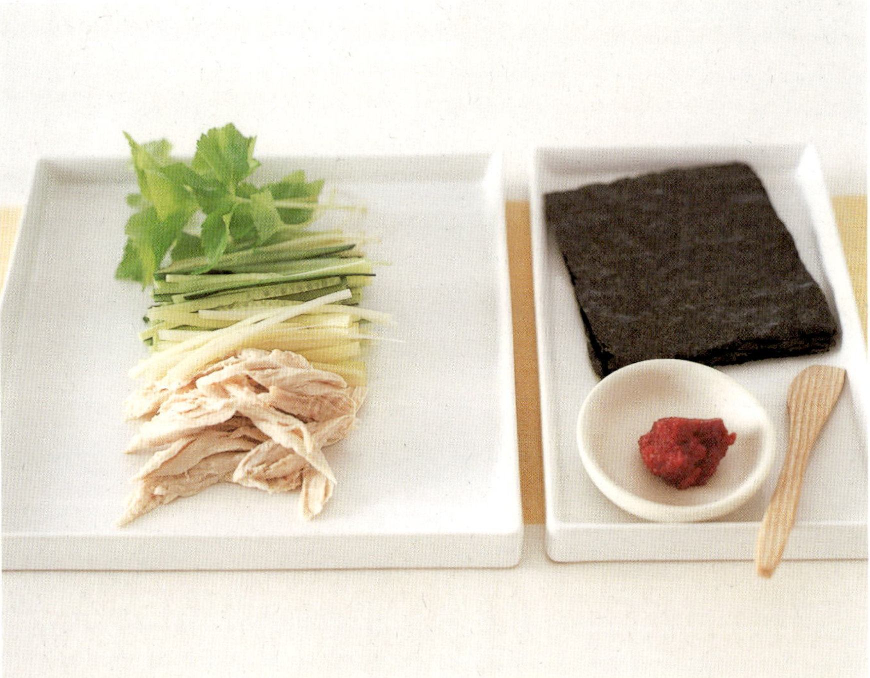

RECIPE for RESET DIET

材料（2人分）

鶏ささ身 ……………………… 150g
きゅうり ……………………… 1本
セロリ ……………………… 1/2本
三つ葉 ……………………… 1/2わ
梅干し ……………………… 2個
焼きのり ……………………… 2〜3枚

作り方

1 鶏ささ身は熱湯で4〜5分ゆで、冷ましてから大きめに裂く。きゅうり、セロリは5cm長さの千切り、三つ葉も5cmくらいの長さに切る。梅干しは種を取ってたたいておく。

2 焼きのりは1/4の大きさに切りそろえ、❶とともに盛り付ける。

3 のりに梅肉を塗り、鶏肉、きゅうり、セロリ、三つ葉をのせ、巻いていただく。

調理時間
15min.

皮なし胸肉をハーブで香り高く焼き上げた

グリルチキン たっぷりきのこ添え

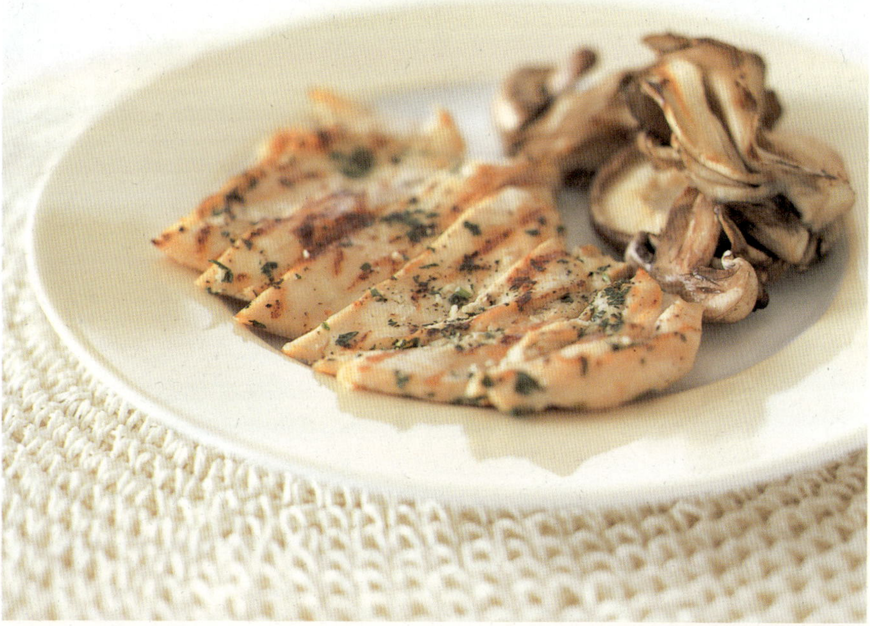

肉 | MEAT

材料(2人分)

鶏胸肉(皮なし) …………………… 2枚
塩 ………………………… 小さじ1/2
こしょう ………………………… 少々
タラゴン(みじん切り) ……… 大さじ2
生しいたけ ……………………… 4個
まいたけ ……………………… 1/2パック
マッシュルーム ………………… 4個

作り方

1 鶏胸肉は厚い部分に切り込みを入れて厚さを均一にし、火を通りやすくする。塩、こしょう、タラゴンを表面にすりこみ、15〜20分ほどおく。

2 生しいたけ、マッシュルームは半分に切る。まいたけは大きめにほぐす。

3 グリルパンを熱し、❶の鶏肉の両面をこんがりと焼く。やや弱めの中火でじっくりと中まで火を通す。❷のきのこ類も一緒にグリルパンにのせ、水分が出て　くるまでこんがりと焼く。

※市販のハーブソルトを使っても。

調理時間 10min.
下準備 20min.

熱々ボリュームだんごに、口もおなかも大満足

鶏つくねの蒸しだんご

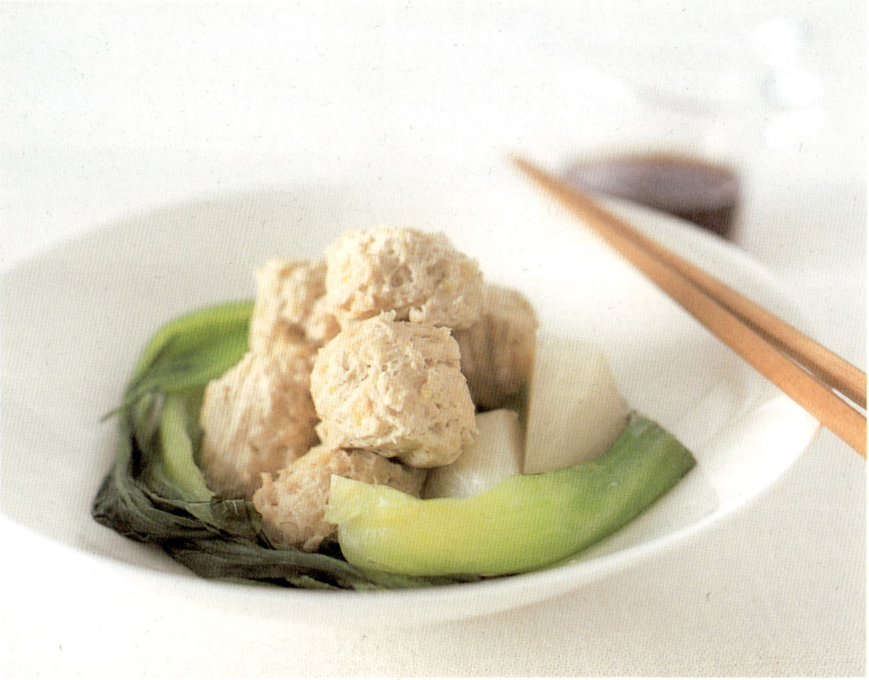

材料(2人分)

鶏ひき肉(胸肉)	120g
しょうがのしぼり汁	小さじ1
塩	少々
しょうゆ	小さじ1
片栗粉	小さじ1
チンゲン菜	1株
かぶ	2個
ポン酢じょうゆ	適量

作り方

1. 鶏ひき肉、しょうがのしぼり汁、塩、しょうゆ、片栗粉を合わせてねばりが出るまで練り混ぜる。
2. チンゲン菜は縦1/4に切り、かぶは葉を落として皮をむき、半分に切る。
3. 蒸気の上がった蒸し器にチンゲン菜を敷くように並べ、丸めた❶とかぶをその上に置いて、6〜7分蒸す。
4. ポン酢じょうゆを添えていただく。

調理時間 15~20 min.

ダイエットクッキング
はやわざ
その②
VARIATION

蒸し鶏いろいろ

蒸し鶏は淡白で、どんな薬味やソースにも合い、ストックしておくととても便利です。胸肉はぱさつきやすいので皮ごと蒸して、冷めたらはがします。そうすると肉がしっとりと仕上がります。保存は冷蔵庫で3日間。レモンじょうゆや山椒塩でいただいても。

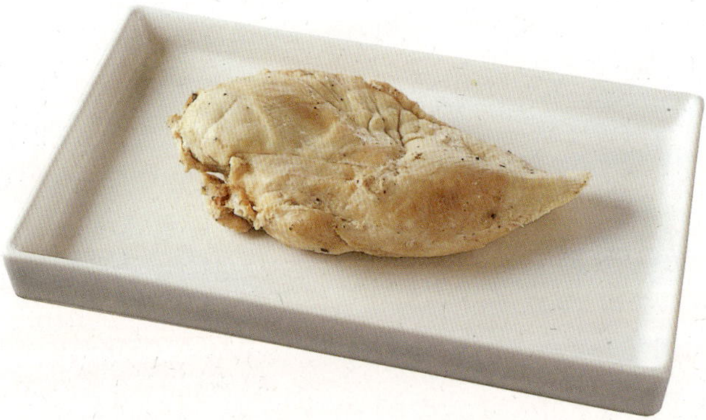

材料

鶏胸肉 ………………………………… 適量
酒、レモン(スライス) ……………… 各適量

作り方

皮付きの鶏胸肉を耐熱皿にのせ、鶏肉1枚に対して酒小さじ1と好みでスライスレモンをのせ、湯気の上がった蒸し器で10分ほど蒸す。中まで火が通ったら冷まし、室温くらいになったら皮を取り除く。500Wの電子レンジを使う場合は、水50㎖を合わせてかけ、ふんわりとラップをして7〜8分加熱する。

裂いた蒸し鶏は、和え物のバリエーションがいろいろ楽しめます

❶ わさびじょうゆ和え

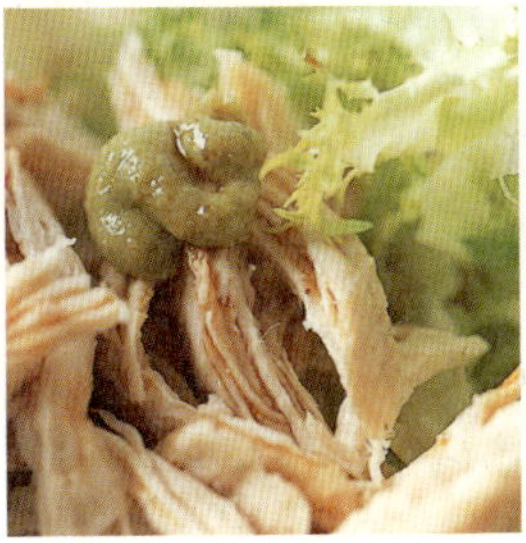

蒸し鶏 ……………………………… 1枚分
アンディーブ …………………… 1/4個
チコリ ………………………………… 3枚
わさび ……………………………… 小さじ1
しょうゆ …………………………… 大さじ1
だし汁 ……………………………… 小さじ2

アンディーブは、葉を食べやすくちぎる。チコリは縦に半分に切る。鶏は大きめに裂く。わさび、しょうゆ、だし汁をボウルで合わせて、鶏、野菜を加えて和える。

❷ 梅肉和え

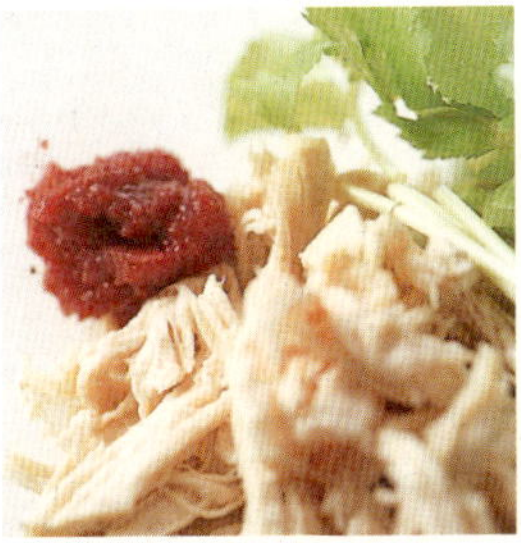

蒸し鶏 ……………………………… 1枚分
三つ葉 ……………………………… 1/2わ
七味唐辛子 ………………… 小さじ1/2
梅干し ……………………………… 1個
しょうゆ …………………………… 大さじ1

ボウルに七味唐辛子、種を取ってたたいた梅干し、しょうゆを混ぜ、大きめに裂いた蒸し鶏、5㎝長さに切った三つ葉を加えて和える。

❸ からしじょうゆ和え

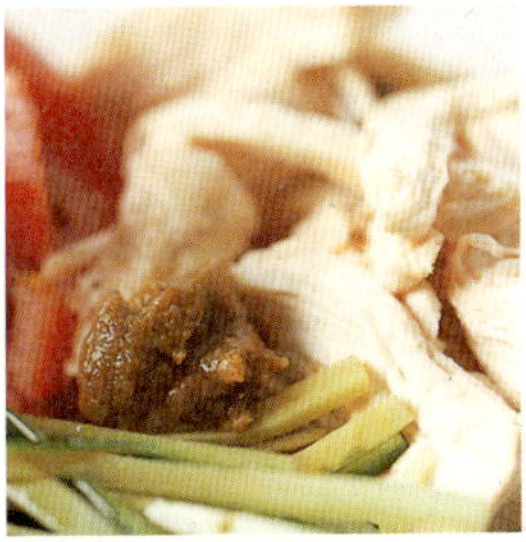

蒸し鶏 ……………………………… 1枚分
きゅうり …………………………… 1本
トマト ……………………………… 1/2個
からし ……………………………… 小さじ1
しょうゆ …………………………… 大さじ1
だし汁 ……………………………… 小さじ2

蒸し鶏は大きめに裂き、きゅうりは太めの千切り、トマトはくし切りにする。からしとしょうゆ、だし汁をボウルで合わせて、鶏と野菜を加えて和える。

こんなに食べても
痩せられる
魚
FISH

タバスコで辛みをきかせた南米風マリネ

白身魚のセビッチェ

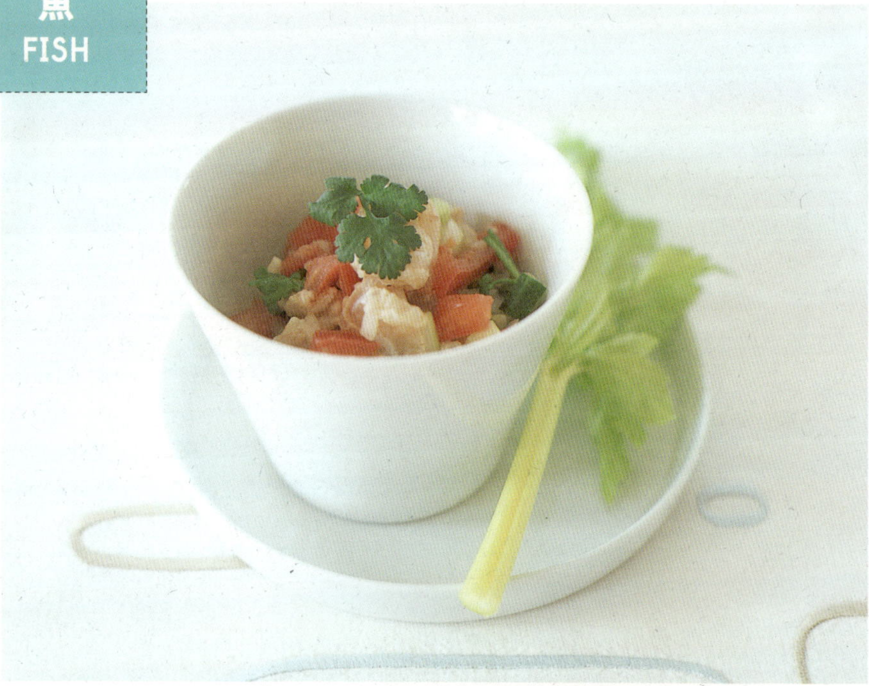

材料（2人分）

ひらめ（さく）	100g
玉ねぎ	1/4個
にんにく	1かけ
きゅうり	1本
セロリ	1/2本
トマト	小1個
塩	小さじ1
ライムのしぼり汁	1/2個分
タバスコ	小さじ1
コリアンダー（みじん切り）	大さじ2
コリアンダーの葉（飾り用）	少量

作り方

1. ひらめは薄くそぎ切りにする（難しければ刺身を使っても）。玉ねぎ、にんにくはみじん切り、きゅうり、セロリは5mm角に切る。トマトは種を取ってみじん切りにする。
2. ❶の野菜をすべて合わせてボウルに入れ、塩、ライム、タバスコ、コリアンダーを加えてよく混ぜ合わせる。
3. ❷にひらめを加えてざっくりと混ぜ、器に盛り付け、コリアンダーの葉をのせる。好みでセロリを添えて。

調理時間
10min.

シャキシャキ野菜を韓国風ドレッシングで和えて

お刺身のサラダ

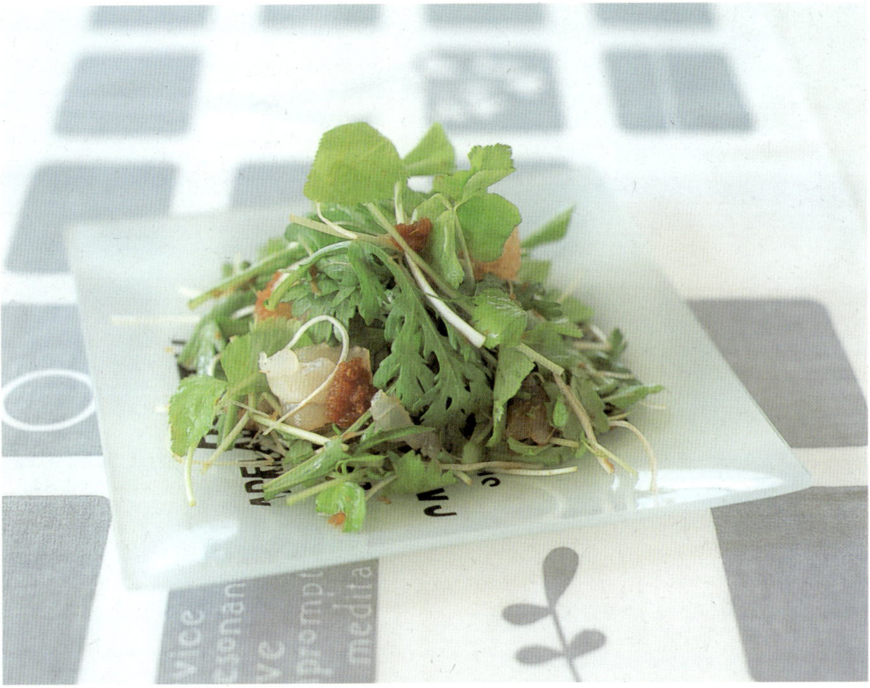

材料（2人分）

- 鯛（さく）……………………… 100g
- 春菊 ……………………… 1/4わ
- 三つ葉 ……………………… 1/2わ
- 水菜 ……………………… 1/4わ
- 長ねぎ ……………………… 1/4本
- ヤンニョム風ソース ………… 大さじ2
（45ページ参照）

作り方

1. 鯛は薄くそぎ切りにする。春菊は柔らかい葉の部分を摘み取り、冷水にさらす。三つ葉、水菜は5㎝くらいの長さに切り、冷水にさらす。長ねぎは繊維に沿って中央まで包丁を入れて平らに開き、端から千切りにして白髪ねぎにする。

2. ボウルに水気をきった❶の野菜と鯛、白髪ねぎを混ぜ、ヤンニョム風ソース大さじ2で和える。

調理時間
10min.

いつもの塩焼きが一瞬でアジアン料理に変身

あじのエスニック風

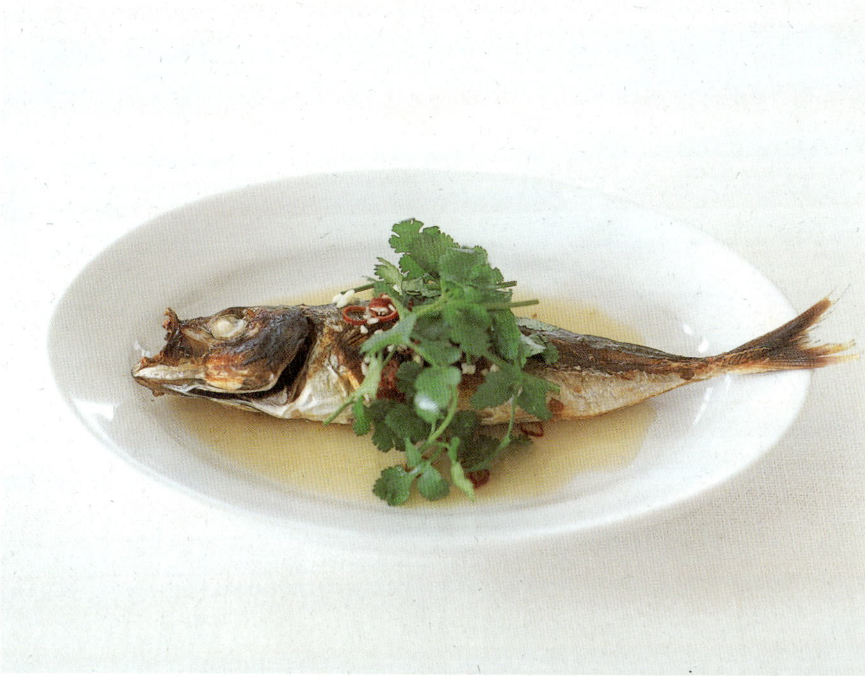

材料（2人分）

あじ	2尾
塩	少々
にんにく（みじん切り）	小さじ2
赤唐辛子（輪切り）	1本分
ナンプラー	大さじ2
ライムのしぼり汁	1/2個分
コリアンダー	適量

作り方

1. あじは軽く塩をして、魚焼きグリルでこんがりと両面焼く。
2. にんにく、赤唐辛子、ナンプラー、ライムを合わせておき、❶の焼きたてのあじにかける。
3. コリアンダーをたっぷりと上に添える。

調理時間 10~15 min.（アジの大きさによる）

ささっと手早く作るのがジューシーに仕上げる一番のコツ

アクアパッツア

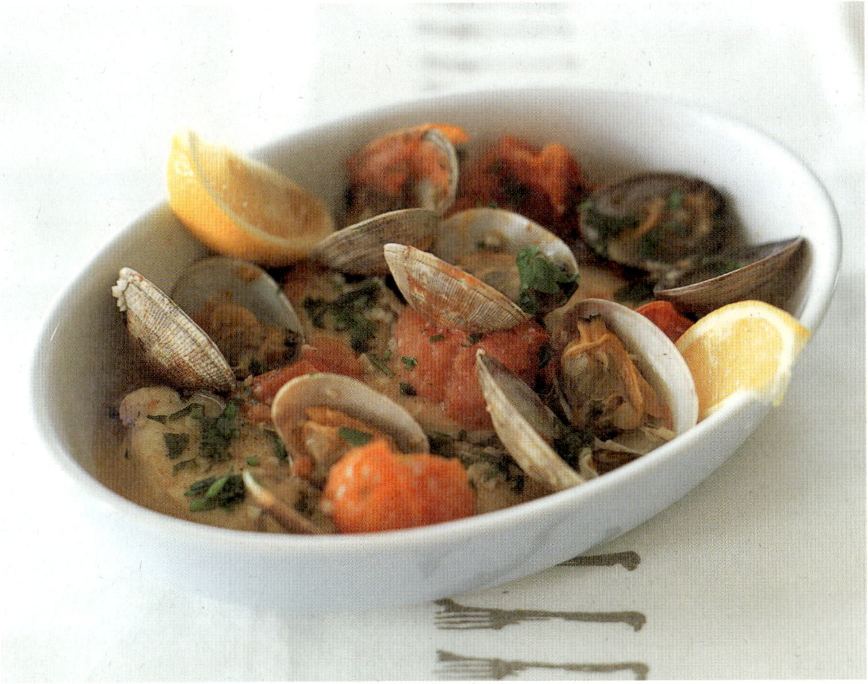

材料（2人分）

鯛（切り身）	2切れ
塩、こしょう	各適量
にんにく	1かけ
ミニトマト	4〜5個
あさり（殻付き）	300g
イタリアンパセリ	適量
レモン	適量

作り方

1. 鯛は軽く塩、こしょうをする。にんにくは薄切り、ミニトマトはへたを取る。あさりは塩水につけ、砂をはかせる。
2. フッ素樹脂加工のフライパンに❶の鯛を皮目から入れ、こんがりと焼き目がついたら返して、両面を焼く。
3. ❷に❶のにんにく、ミニトマト、水気をきったあさりを加えて、水100㎖をまわし入れ、ふたをし、4〜5分蒸し焼きにする。あさりの口が開いたらみじん切りにしたイタリアンパセリを全体にふり、盛り付ける。
4. 好みでレモンを添える。

調理時間
15min.

あじと高菜の塩気で味付けが決まる

干物のサラダ

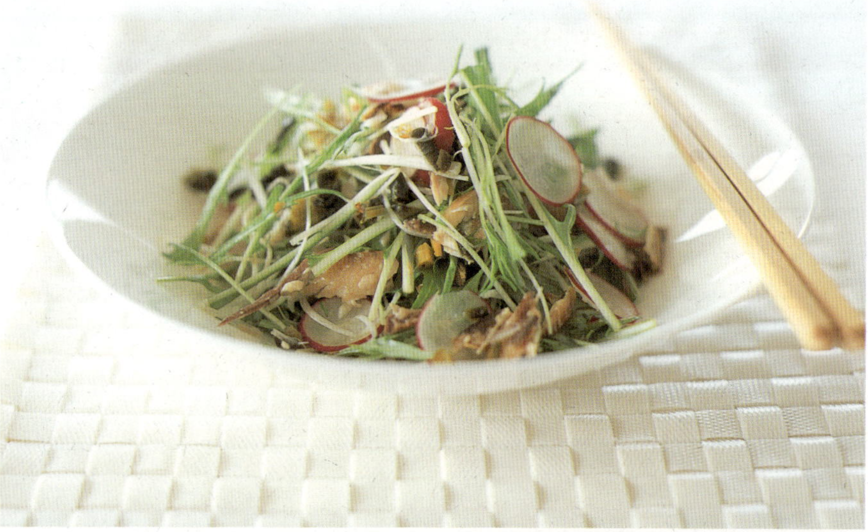

魚 | FISH

材料(2人分)

あじの干物	1尾
高菜漬け	30g
ラディッシュ	3個
水菜	1/4わ
長ねぎ	1/4本
レモン汁	1/2個分
しょうゆ	大さじ1

作り方

1 あじは魚焼きグリルで焼き、身をほぐしておく。高菜漬けはみじん切りにする。ラディッシュは輪切りにして水にさらす。水菜は5cm長さに切る。

2 長ねぎは繊維に沿って中央まで包丁を入れて平らに開き、端から千切りにして白髪ねぎにする。

3 ❶のすべてをボウルに合わせ、レモン汁、しょうゆ、❷の白髪ねぎを加えて全体をさっくりと混ぜる。

※あじと高菜の塩気が強いときには、しょうゆをなくす。

調理時間
15min.

だしなしでOK、キムチからびっくりするほど旨味が出る

さばのキムチ煮

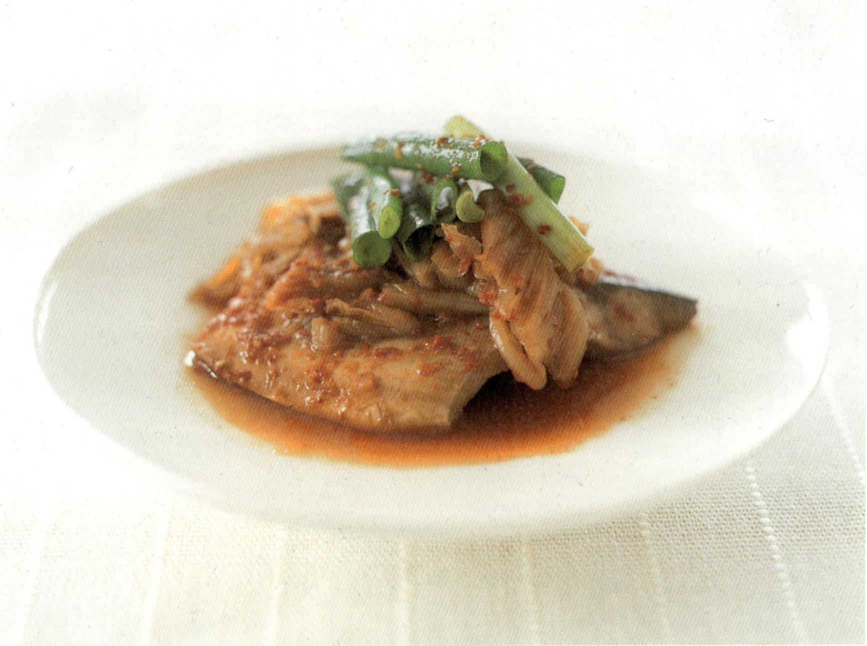

RECIPE for RESET DIET

材料（2人分）

さば（切り身） …………………… 2切れ
酒 ……………………………… 大さじ1
キムチ ………………………… 100g
しょうゆ ……………………… 大さじ2
わけぎ ………………………… 2本

作り方

1. 鍋に水200mℓ、酒、3cm幅くらいに切ったキムチ、しょうゆを入れて煮立て、さばを入れて落としぶたをする。
2. ❶を10分ほど煮たら、5cm長さに切ったわけぎを加え、煮汁をさっとかけて盛り付ける。

調理時間
15min.

ダイエットクッキング
はやわざ その③
VARIATION

ソースいろいろ

ちょっとした工夫ひとつで、味付けの世界が広がります。例えば、市販のドレッシングに薬味を加えるだけで、別の味わいが楽しめます。そして、使用する薬味によってもダイエット効果はさらにアップするのです。肉・魚・野菜に合うおいしいダイエットソースをご紹介しましょう。

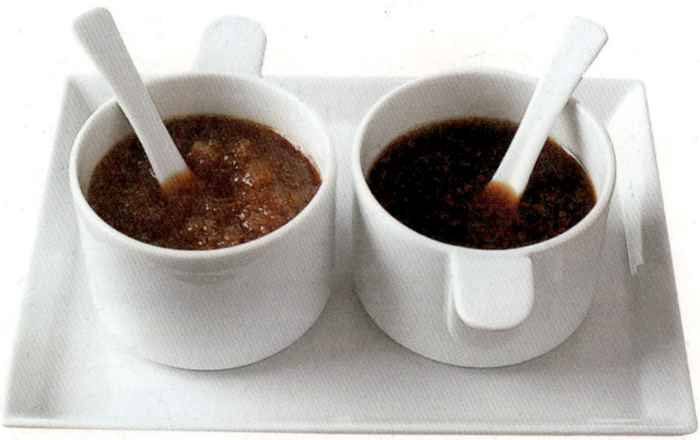

[市販のノンオイルを使って]

＋おろし大根

ドレッシング100mlに対し、大根おろし1/4本分を加える。大根はいただく直前におろし、軽く水気をしぼってドレッシングに入れる。

＋たたき梅

ドレッシング100mlに対し種を取ってたたいた梅干し2個分を合わせ、よく混ぜる。ドレッシングを少しずつ加えてのばしていくほうがきれいに混ざる。

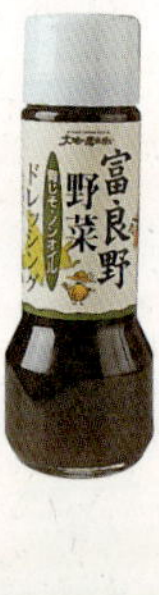

今回選んだ市販品
富良野野菜ノンオイルドレッシング・青じそ
368円／JA富良野（0167-22-4165）

体を温め、体脂肪燃焼を促す燃焼系ソースです。★印が効果的な薬味

❶ ヤンニョム風ソース

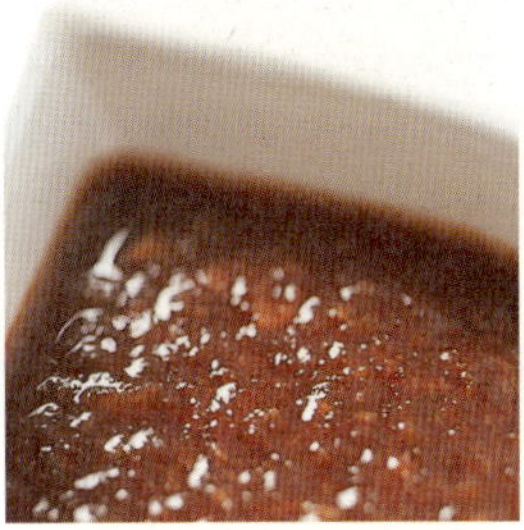

★玉ねぎ ……………………… 1/2個
★にんにく ……………………… 2かけ
★しょうが ……………………… 大1かけ
★粉唐辛子 ………………… 大さじ1
しょうゆ …………………… 大さじ3

玉ねぎ、にんにく、しょうがをすりおろし、粉唐辛子としょうゆを混ぜ合わせる。冷蔵庫で1週間保存可能。

❷ しょうゆ玉ねぎドレッシング

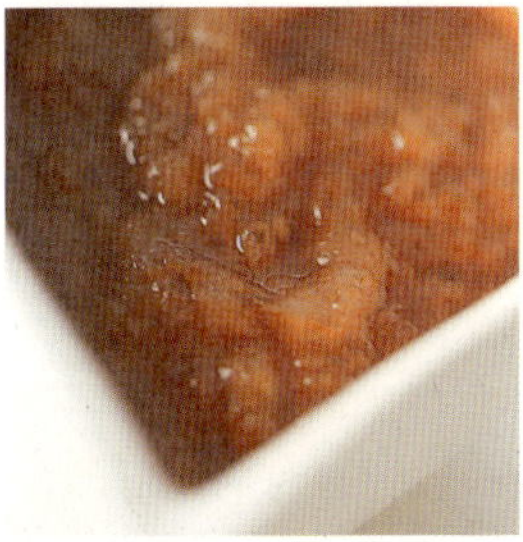

★玉ねぎ ………………………… 1個
しょうゆ …………………… 大さじ4
レモン汁 …………………… 大さじ2

玉ねぎをすりおろしてしょうゆ、レモン汁を加えてよく混ぜる。玉ねぎの辛みとしょうゆがなじむのに2時間〜半日くらいおいたほうが美味。冷蔵庫で1週間保存可能。

❸ 和風ピリ辛だれ

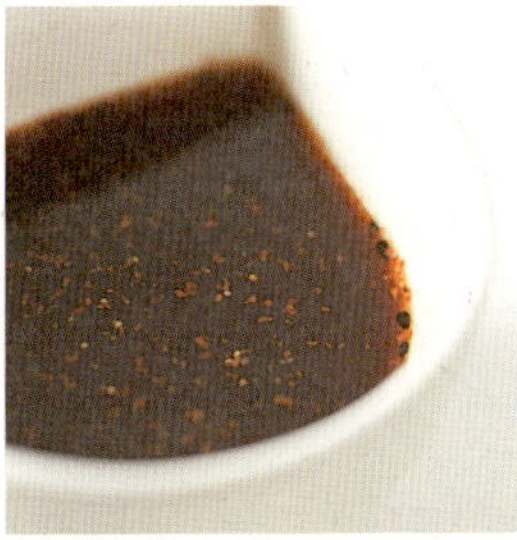

★しょうが ……………………… 1かけ
★七味唐辛子 ……………… 小さじ1/3
しょうゆ ………………………… 50mℓ
だし汁 ………………………… 50mℓ

しょうがはすりおろし、その他の材料とすべて一緒に混ぜ合わせる。冷蔵庫で3日間保存可能。

しょうゆとすだちをしぼった即席ドレッシングが新鮮

さばの塩焼き たっぷり薬味添え

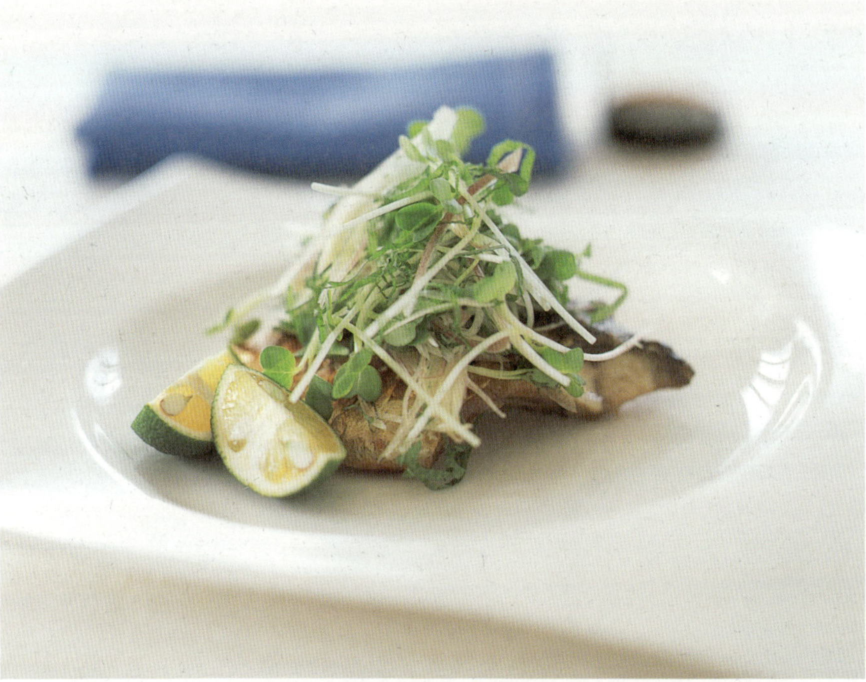

魚 | FISH

材料(2人分)

さば(切り身) …………………… 2切れ
塩 ………………………………… 少々
みょうが ………………………… 1個
青じそ …………………………… 5枚
貝割れ菜 ………………… 1/4パック
長ねぎ ………………………… 1/4本
すだち、しょうゆ ……………… 各適量

作り方

1. さばは軽く塩をして、魚焼きグリルでこんがりと焼く。
2. みょうがは縦に切ってから薄切り、青じそは千切り、貝割れ菜は根の部分を切り落とす。長ねぎは繊維に沿って中央まで包丁を入れて平らに開き、端から千切りにして白髪ねぎにする。
3. さばを盛り付け、❷の薬味をすべて合わせてたっぷりとのせる。すだちを添えてしょうゆ少々をかけて。

調理時間
15min.

淡白な身は香味野菜とやわらか〜く蒸し上げて

たらの洋風蒸し

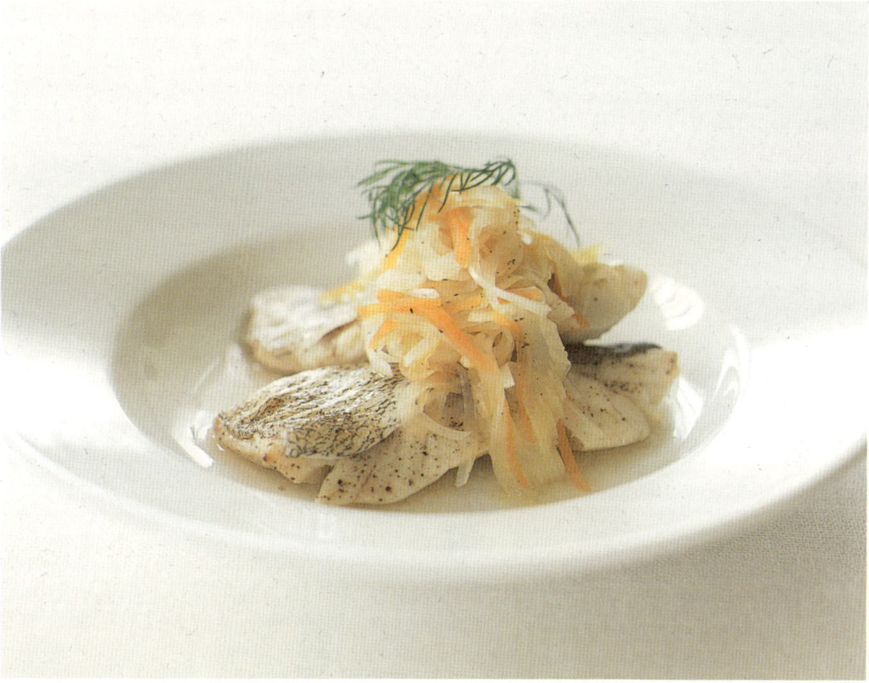

材料（2人分）

たら（切り身）	2切れ
塩、こしょう	各少々
セロリ	1本
玉ねぎ	1/2個
にんじん	1/2本
白ワインビネガー	大さじ1
ディル	少量

作り方

1. たらは軽く塩、こしょうをする。
2. セロリは斜め薄切り、玉ねぎは薄切り、にんじんは斜め薄切りにしてから千切りにし、すべて合わせておく。
3. 耐熱皿にたらを置いて❷の香味野菜をのせ、水100㎖、白ワインビネガーをかける。蒸気の上がった蒸し器に入れて、6〜7分蒸す。
4. 皿に盛り付けて、香味野菜も上にふんわりとのせる。仕上げにディルを飾って。

調理時間
15min.

みじん切り野菜がソースをおいしくする

かじきまぐろのグリル

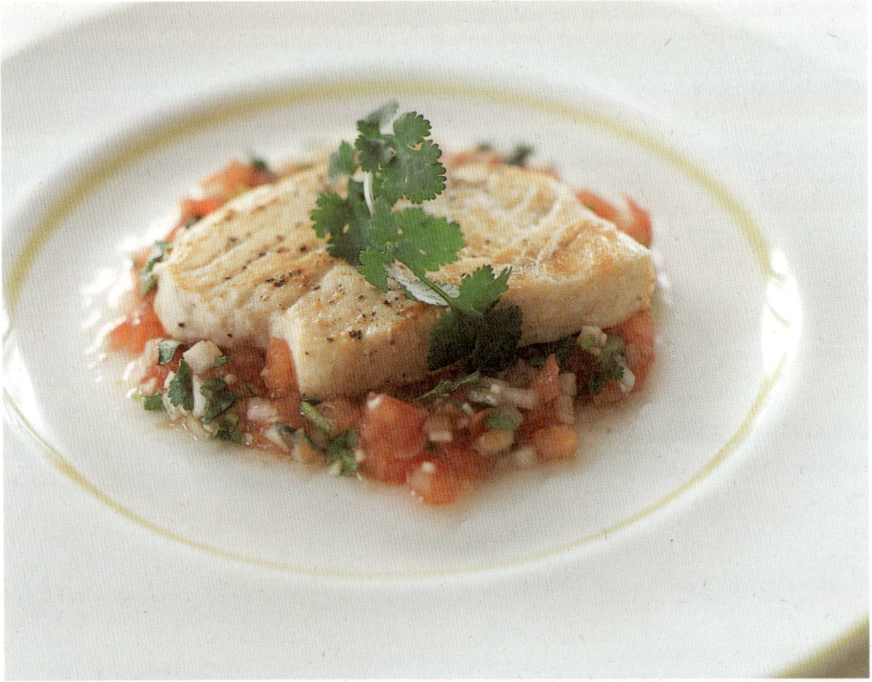

魚 | FISH

材料(2人分)

かじきまぐろ(切り身) ………… 2切れ
塩、こしょう ……………………… 各少々
サルサソース
　にんにく ……………………… 1かけ
　玉ねぎ ………………………… 1/2個
　トマト ………………………… 1個
　コリアンダー(みじん切り)
　　…………………… 大さじ2
　塩 ……………………………… 小さじ1
　こしょう ……………………… 少々
　レモン汁 ……………………… 1/2個分
　タバスコ ……………………… 小さじ1/2
コリアンダーの葉(飾り用) ……… 少量

作り方

1 かじきまぐろは軽く塩、こしょうをし、フッ素樹脂加工のフライパンで、まず両面をこんがりと焼く。ふたをして弱火にし、3〜4分蒸し焼きにして中まで火を通す。

2 にんにくと玉ねぎはみじん切り、トマトは半分に切って種を取ってみじん切りにし、ボウルにすべて入れて合わせ、塩、こしょう、レモン汁、タバスコで味をととのえる。最後にコリアンダーを加え、サルサソースを作る。

3 皿にサルサソースをたっぷりと敷き、❶を盛り付ける。仕上げにコリアンダーの葉をのせて。

調理時間
15min.

歯ごたえのよさをいかした、ボリュームの一皿

ツナといんげんのサラダ

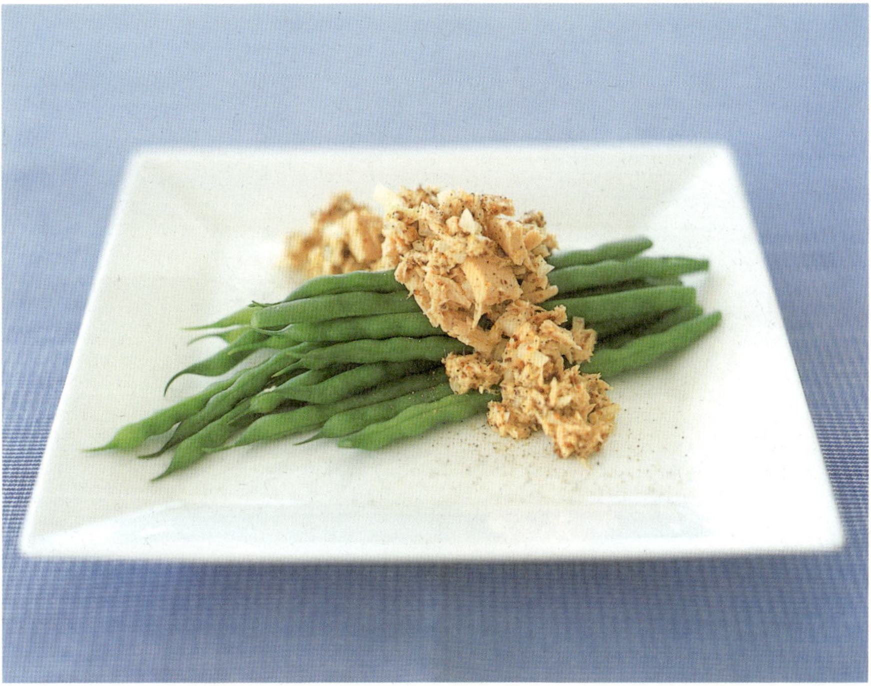

材料（2人分）

- ツナ缶（ノンオイル） ……… 1缶（80ｇ）
- さやいんげん ……………………… 150g
- 粒マスタード …………………… 大さじ2
- レモン汁 ……………………… 小さじ2
- しょうゆ ………………………… 大さじ1

作り方

1. いんげんは筋を取って塩（材料外）を加えた熱湯でゆで、冷水にとってシャキッとさせたら、水気をふいておく。
2. ツナ缶は汁気を軽くきってボウルに入れ、粒マスタード、レモン汁、しょうゆで和える。
3. 皿に❶のいんげんを盛り、❷のツナソースをたっぷりとかける。

調理時間 **10min.**

みりんなしだからこそ魚の旨味がいきてくる

さわらの幽庵焼き

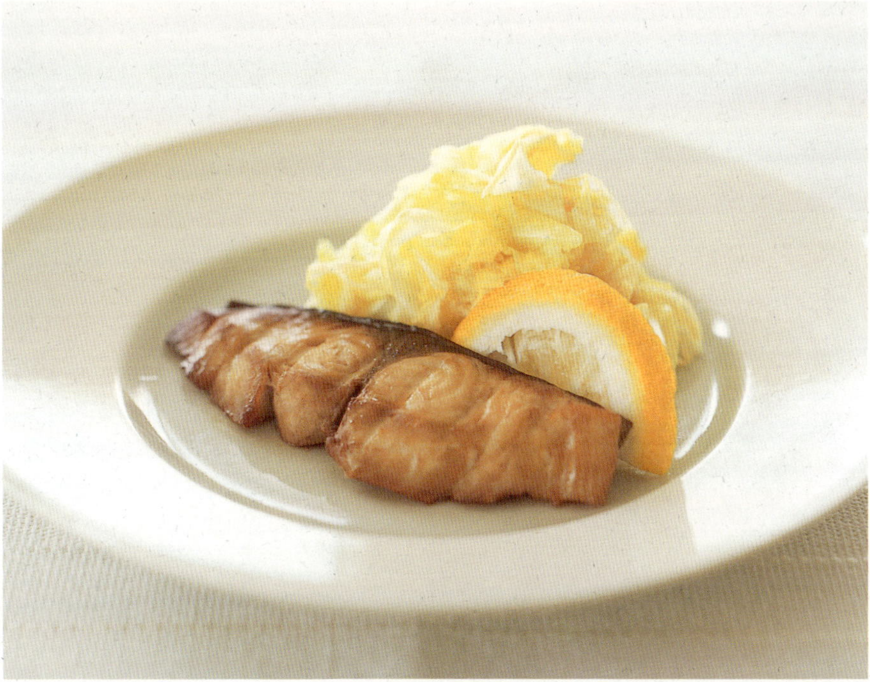

魚 | FISH

材料(2人分)

さわら(切り身)	2切れ
だし汁	大さじ2
しょうゆ	大さじ3
酒	少々
ゆず	1/2個+(仕上げ用)少量
キャベツの葉	4〜5枚
しょうが	1かけ
塩	小さじ1

作り方

1 だし汁、しょうゆ、酒、ゆずの輪切りを合わせてバットなどに入れ、さわらを15〜20分漬け込む。

2 キャベツはざく切りにし、皮をむいて千切りにしたしょうがと塩で和えてしばらくおき、手でよくもんで水気をしぼる。

3 魚焼きグリルで❶をこんがりと焼く。焦げやすいのでやや弱火で。

4 皿に❸のさわらを盛り付け、❷のキャベツとカットしたゆずを添える。

調理時間
30min.

ツナ缶をまるごと使ったさっぱり煮込み

ツナのロールキャベツ

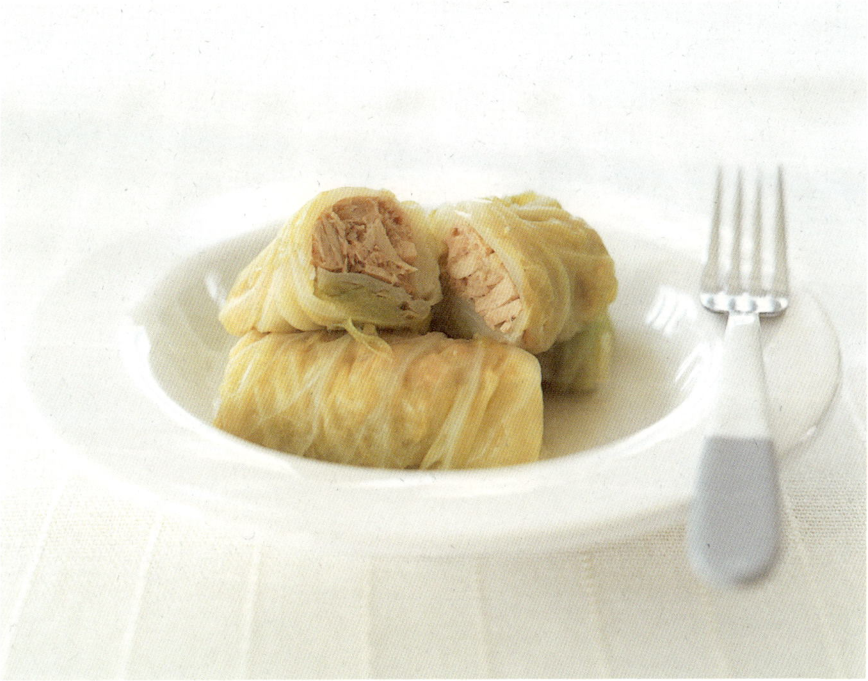

RECIPE for RESET DIET

材料(2人分)

キャベツの葉	8枚
ツナ缶(ノンオイル)	1缶(80g)
長ねぎ(みじん切り)	1/4本分
塩	小さじ1/2+適量
こしょう	適量
しょうゆ	少々
固形スープの素	1/2個

作り方

1. キャベツは大きいまま葉をはがし、熱湯にくぐらせてさっとゆでる。
2. ツナ缶、長ねぎのみじん切りを合わせて、塩小さじ1/2、こしょう、しょうゆで味をととのえる。
3. キャベツの葉を2枚ずつ重ねて❷のツナを4等分にして包み込み、ようじでとめる。
4. 鍋に❸をできるだけすき間なく並べ、水とツナの缶汁合わせて1カップと細かく砕いた固形スープの素を入れて落としぶたをし、15〜20分煮込む。味をみて足りなければ塩、こしょうで味をととのえる。

調理時間 30〜35 min.

ダイエットクッキング
はやわざ
その④
VARIATION

焼き鮭いろいろ

魚は焼き魚やソテーにする以外にも、まだまだ応用ができます。鮭以外にも、例えばホイル焼きならたらがぴったり。あじにローリエやローズマリーの香りをつけるのもなかなかです。こんな調理法を覚えておくと献立が決めやすく、いつもの焼き魚もあきずに楽しめます。

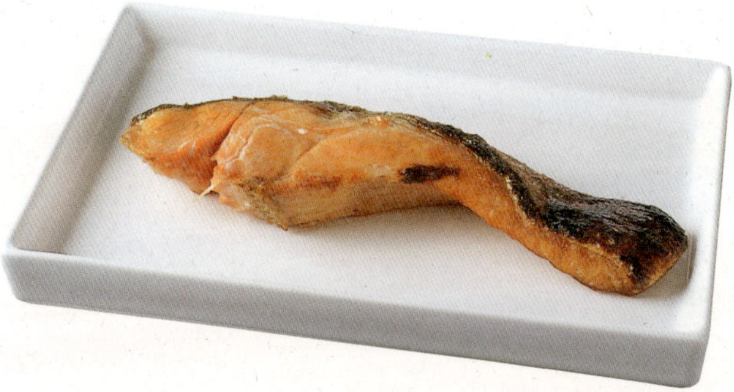

材料

生鮭(切り身) ………………………… 適量
塩 ………………………………… 適量

作り方

生鮭は塩をふってしばらくおき、塩がなじんだら魚焼きグリルで両面をこんがり焼く。

簡単な焼き魚でも、調理次第で見た目も豪華に大変身するのです

❶ 香草焼き

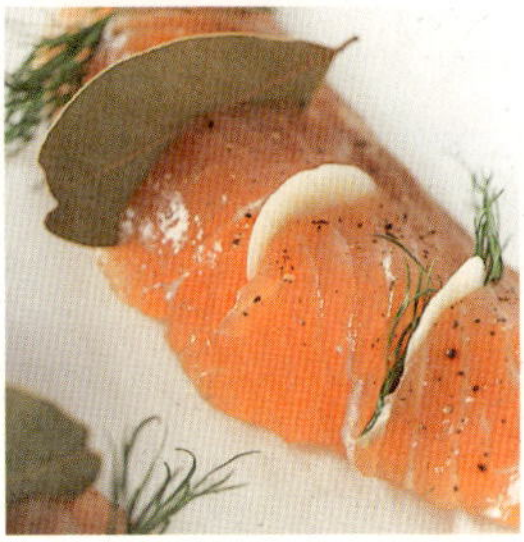

生鮭(切り身) …………………… 2切れ
にんにく ………………………… 1かけ
ディル ……………………………… 適量
塩、こしょう …………………… 各少々

生鮭はしっかりめに塩、こしょうをし、4本切れ目を入れて、にんにくのスライスと小さく切ったディルを挟み込み、190℃のオーブンで6〜7分焼く。好みでレモンなどを添えて。

❷ ホイル焼き

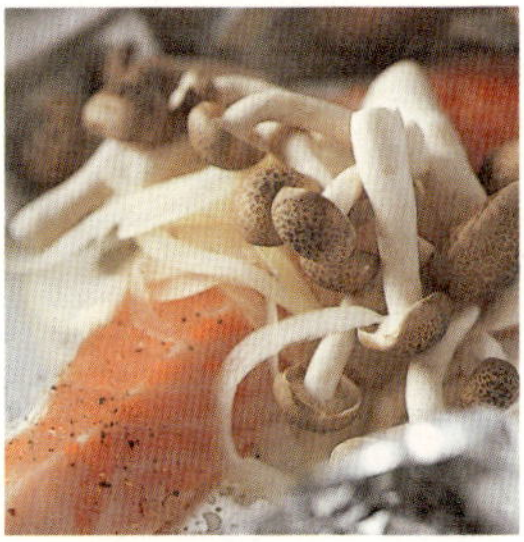

生鮭(切り身・塩鮭でも) ……… 2切れ
玉ねぎ ……………………………… 1/2個
しめじ ………………………… 1/2パック
塩、こしょう …………………… 各少々

鮭は軽く塩、こしょうをし(生鮭であればしっかりめに)、薄切りの玉ねぎ、小房に分けたしめじをのせてアルミホイルの上に置く。水少々をふってホイルで全体を包み、予熱をしたオーブントースターで5〜6分焼く。

❸ 焼きびたし

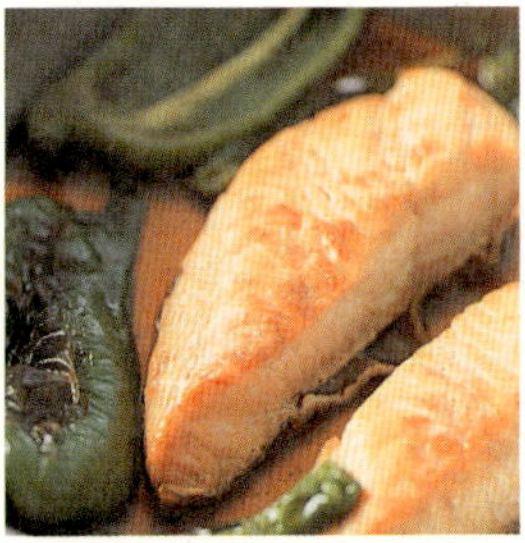

生鮭(切り身) …………………… 2切れ
しし唐辛子 ……………………… 4本
ピーマン ………………………… 2個
だし汁 …………………………… 50mℓ
しょうゆ ………………………… 50mℓ
酒 ……………………………… 小さじ1

生鮭は魚焼きグリルで両面こんがりと焼き、しし唐、二つ割りにして種を取り除いたピーマンも一緒に焼く。だし汁としょうゆ、酒を合わせた漬けだれに焼き上がった鮭と野菜を漬け込み、そのまま保存する。約1時間後から食べられ、2日間くらいは冷蔵庫で保存可能。

こんなに食べても
痩せられる
野菜
VEGETABLE

にんにく&レモンにクミンをきかせた

モロッコ風サラダ

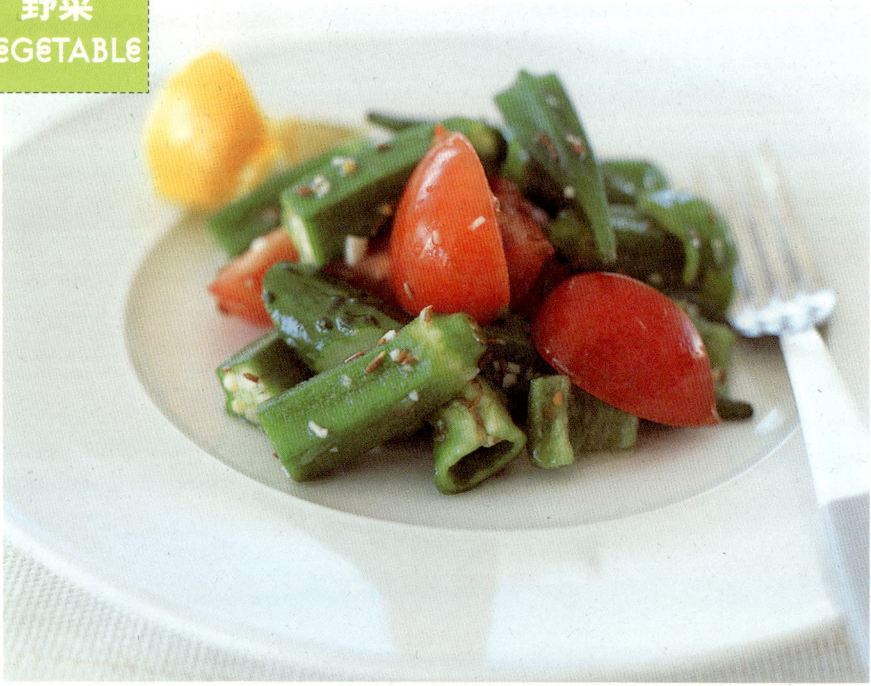

材料(2人分)

オクラ	4本
ミニトマト	4個
きゅうり	1本
ピーマン	1個
にんにく	1かけ
レモン	しぼり汁1/2個分＋適量
塩	小さじ1＋適量
クミンシード	小さじ1

作り方

1. 塩をしたオクラを板ずりして表面のうぶ毛を取り、ガクの硬い部分は剥き、塩を加えた熱湯でゆでて冷水にとり、二つに切る。ミニトマトは縦に4等分、きゅうりとピーマンは乱切りにする。

2. ボウルにみじん切りにしたにんにく、レモン汁、塩を混ぜ、❶を加えて全体を和え、クミンシードで香りをつける。皿に盛り、レモンを添えて。

調理時間
10min.

表面はしっかり焼き、水分は中に閉じ込めて

焼き野菜サラダ

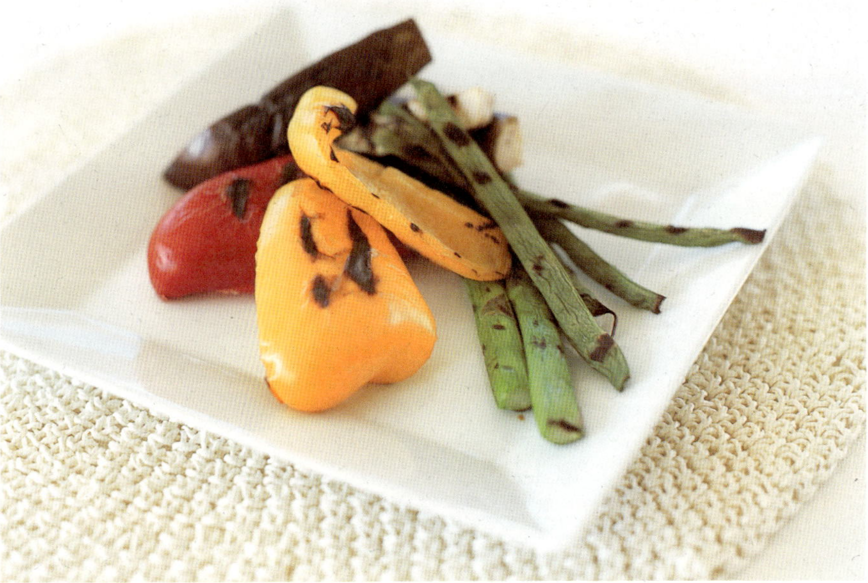

材料（2人分）

なす	2個
パプリカ（赤・黄）	2個
さやいんげん	10本
グリーンアスパラガス	6本
塩	適量

作り方

1. なすはへたを落として縦に4等分に切る。パプリカは種を除いて縦に4等分する。いんげんは筋を取り、アスパラガスは下部を2cmほど落としてピーラーではかまをそぐ。

2. グリルパン（または網）をよく熱し、❶を並べて、返しながら全体に火を通して、皿に盛り付け、塩を添える。

調理時間
15min.

野菜は水気を抜いて、おいしいだし汁を含ませて

グリル野菜の焼きびたし

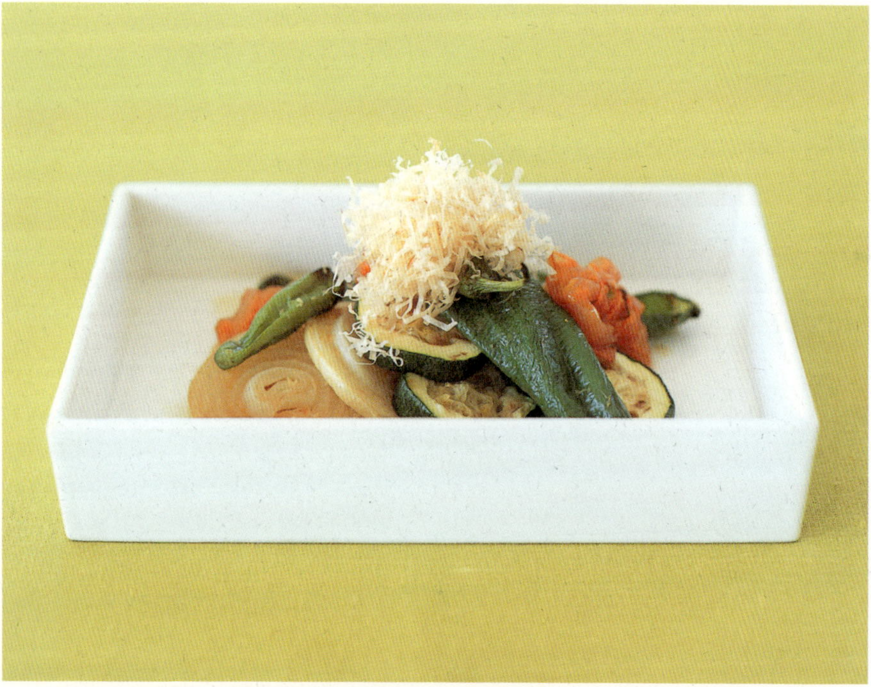

野菜 | VEGETABLE

材料(2人分)

玉ねぎ	1個
ピーマン	2個
ズッキーニ	1本
しし唐辛子	6〜8本
ミニトマト	6〜8個
だし汁	50㎖
しょうゆ	大さじ3
しょうが(すりおろし)	1かけ分
かつおぶし	適量

作り方

1. 玉ねぎ、ズッキーニは5㎜厚さの輪切りに、ピーマンは二つ割りにして種を取り除き、ミニトマトはへたを取っておく。
2. 天板に❶の玉ねぎを並べ、その上にピーマン、ズッキーニ、しし唐、ミニトマトを並べて、200℃のオーブンで10分ほど焼く。
3. だし汁、しょうゆ、しょうがを合わせて、❷の焼き上がったトマトをつぶして加えてよく混ぜる。
4. ❷の野菜を❸にひたし、そのまま5〜10分漬け込む。器に盛り、かつおぶしをのせる。

調理時間 30~35 min.

もみのりをたっぷり加えるのがポイント

春菊の韓国風サラダ

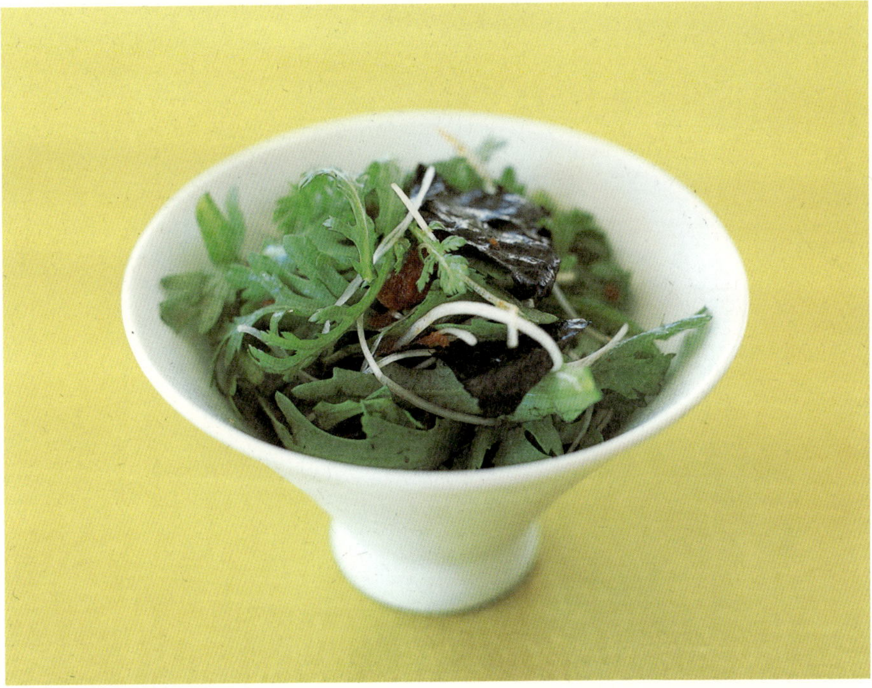

材料(2人分)

春菊 ……………………………… 1/4わ
長ねぎ …………………………… 1/4本
焼きのり ………………………… 1枚
ヤンニョム風ソース ………… 大さじ2
(45ページ参照)

作り方

1. 春菊は葉を摘んで冷水にさらす(茎は使わない)。
2. 長ねぎは繊維に沿って中央まで包丁を入れて平らに開き、端から千切りにして白髪ねぎを作り、水気をきった❶と合わせる。
3. ヤンニョム風ソース大さじ2で❷をざっくりと和えて、粗めにもんだ焼きのりを加えて盛り付ける。

調理時間
10min.

さっとゆでると食感もいい

もやしのピリ辛和え

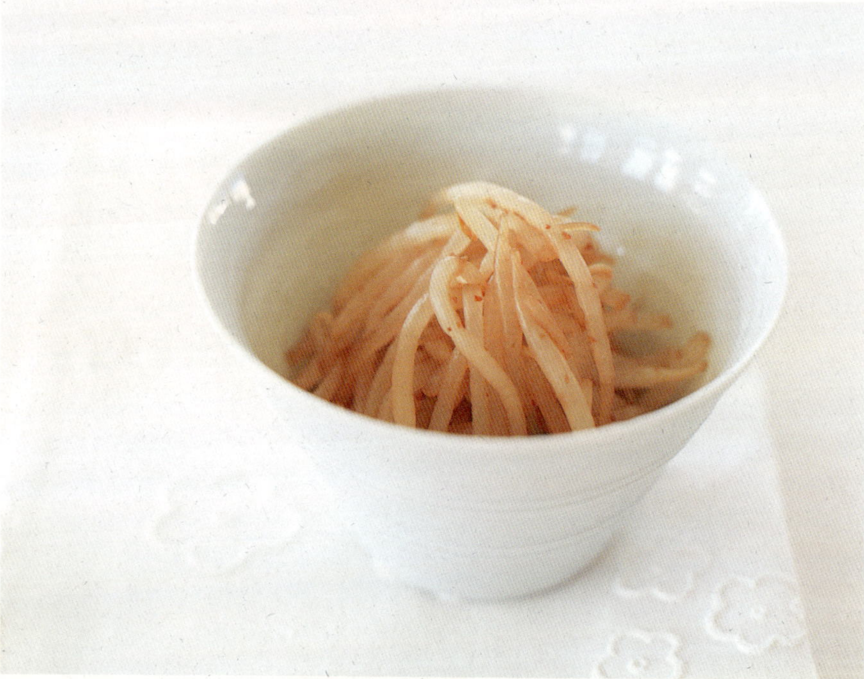

野菜 | VEGETABLE

材料(2人分)

もやし	1パック(100g)
トウバンジャン	小さじ1
しょうゆ	小さじ2

作り方

1. もやしは熱湯でさっとゆで、冷水にとって水気をよくきっておく。
2. ボウルにトウバンジャンとしょうゆを合わせて、❶のもやしを加えて和える。

※もやしは好みでひげを取っても、取らなくても。

調理時間 10min.

すだちをたっぷりとしぼってシンプルに仕上げて

水菜としらすのサラダ

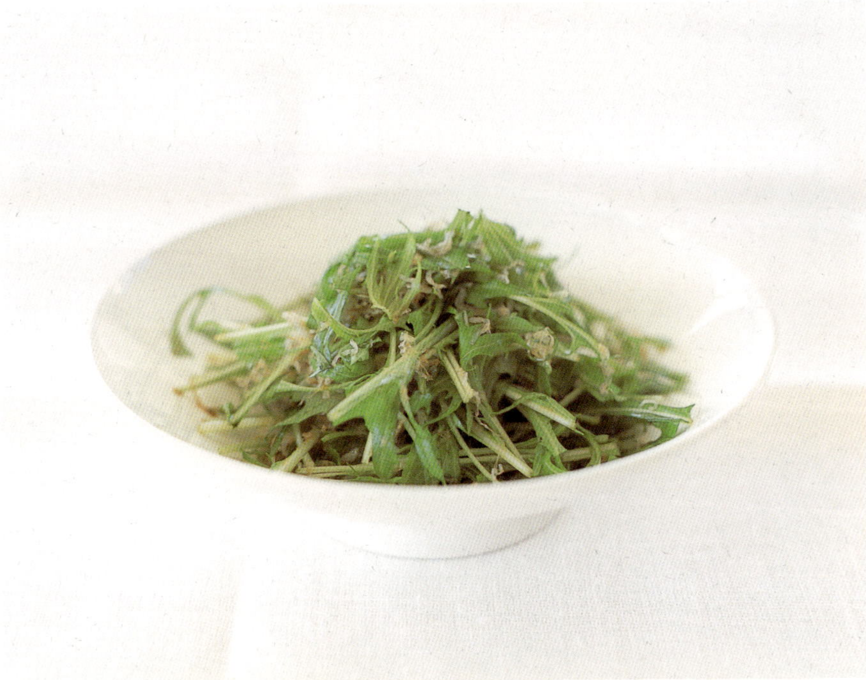

材料（2人分）

水菜 ……………………………… 1/3わ
しらす干し …………………… 大さじ3
すだちのしぼり汁 ……………… 1個分
しょうゆ ……………………… 大さじ1
かつおぶし …………………… 20g

作り方

水菜は5cm長さに切ってボウルに入れ、しらす干し、すだちのしぼり汁、しょうゆ、かつおぶしを加えて全体を和える。

調理時間
5～10 min.

ダイエットクッキング
はやわざ
その⑤
VARIATION

ゆで野菜いろいろ

ダイエット中は野菜をたっぷりとりましょう。とはいっても、生野菜だけでは量も不十分、栄養も足りない、なにより満足感がありません。にんじんやカリフラワーなど食べごたえのあるものや葉野菜をゆでて常備しておきましょう。野菜のお料理一品があっという間に完成します。

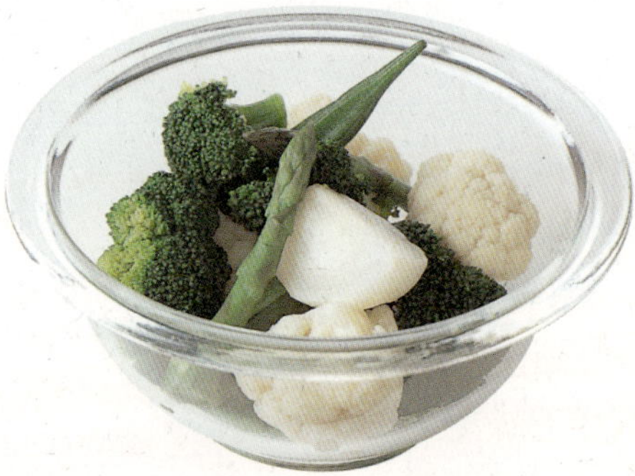

作り方

ブロッコリー、カリフラワー、アスパラガス、かぶなど好みの野菜を塩を入れた熱湯でゆで、ざるに上げて冷ます。

それぞれのゆで時間は、ブロッコリー、カリフラワーは2、3分、アスパラガスは30〜40秒、かぶは4、5分くらいを目安に。

いつもは生で食べる野菜も、ゆでるとカサが減り味もよくなじみます

❶ ゆでレタスの干しえび和え

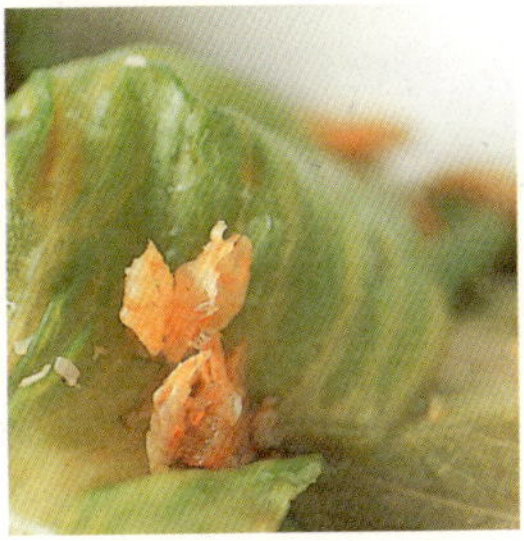

レタス …………………………… 5〜6枚
干しえび（みじん切り） ………… 大さじ1
しょうゆ …………………………… 小さじ2
酢 ………………………………………… 少々

レタスは熱湯にくぐらせて冷水にとり、大きめに手でちぎってボウルに入れ、干しえび、しょうゆ、酢で和える。

❷ れんこんの梅肉和え

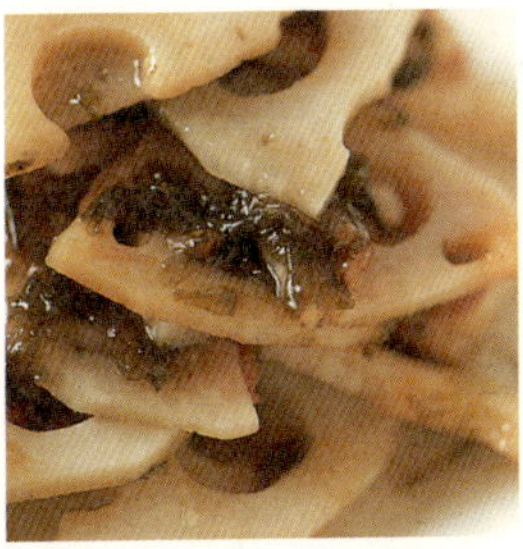

れんこん ………………………………… 1/4節
梅干し …………………………………… 2個
しょうゆ ………………………………… 少々
もみのり …… 1枚 or 軽くひとつかみ

れんこんは皮をむいて縦四つ割りにしてから3〜4㎜厚さに切り、熱湯でさっとゆでて水にとる。ボウルにたたいた梅干し、しょうゆ、水気をきったれんこんを入れて和える。最後にもみのりを加える。

❸ 青菜のおひたし

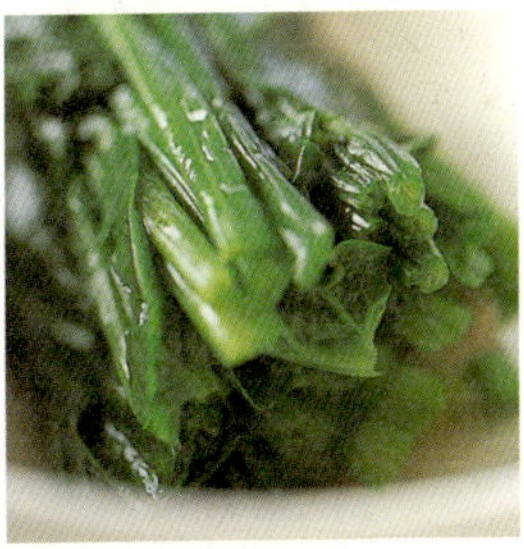

ほうれん草……………………………… 1わ
だし汁…………………………………… 50㎖
しょうゆ ……………………………… 大さじ2

ほうれん草は塩（材料外）を入れた熱湯でさっとゆでて冷水にとり、水気をよくしぼってから5㎝長さに切る。バットにだし汁、しょうゆを合わせて、ほうれん草をひたす。

丸ごとトマトをだし汁に漬けた、目にも美しい一品

トマトの煮びたし

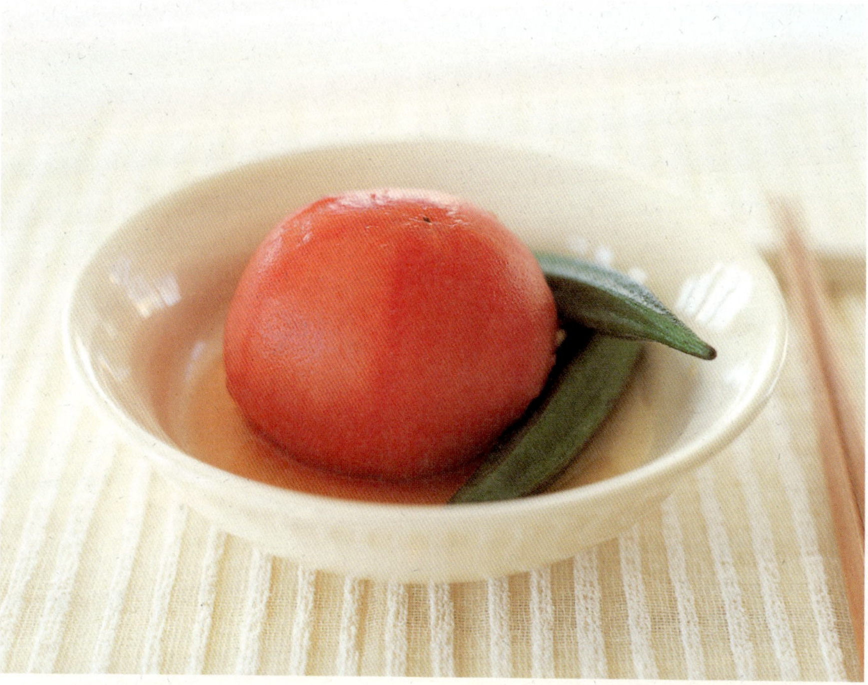

野菜｜VEGETABLE

材料(2人分)

トマト	2個
オクラ	4本
だし汁	1カップ
塩	小さじ1/2＋適量
しょうゆ	大さじ2

作り方

1. トマトはへたを取って湯むきし、バットなどに並べる。
2. 塩をしたオクラを板ずりして表面のうぶ毛を取り、ガクの硬い部分は剥き、塩を加えた熱湯でゆでて冷水にとる。
3. 鍋にだし汁と塩、しょうゆを入れて火にかけ、熱いうちにトマトにかける。粗熱が取れたらオクラを加えて冷蔵庫へ入れ、1時間ほど冷やしながら味をしみ込ませる。

※オクラはだし汁が冷めてから入れるのがポイント。熱いうちに漬け込むと色が変わります。トマトは熱いままかけるほうが、少し表面がくずれて味がなじみやすくなります。

調理時間
15min.

砂糖の代わりにタラゴンで甘い風味をつけた
カラフル野菜のピクルス

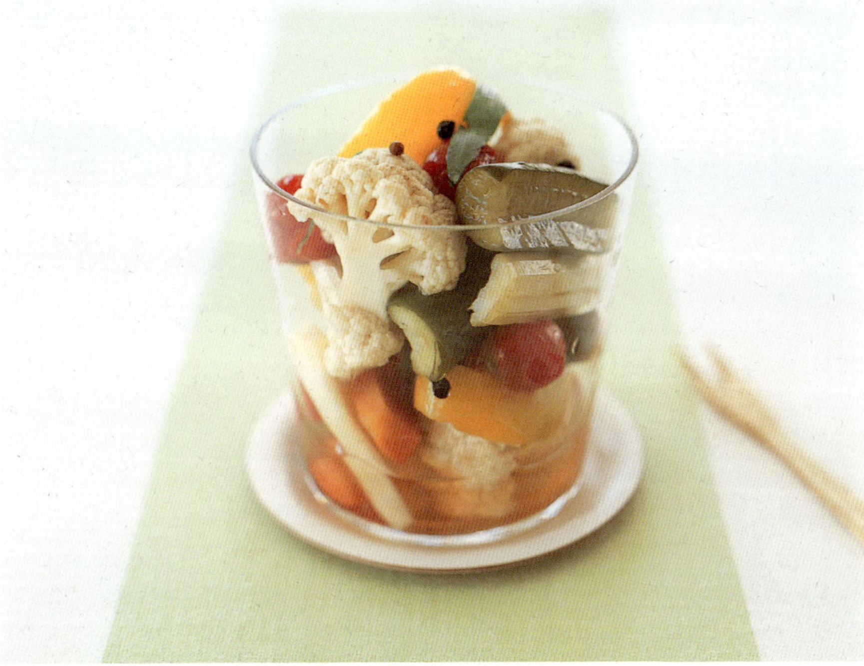

材料（4人分）

きゅうり	2本
セロリ	2本
カリフラワー	1/2株
パプリカ（赤・黄）	2個
ミニトマト	1パック
塩	小さじ1＋大さじ2弱
白ワインビネガー	300㎖
赤唐辛子	1本
黒粒こしょう	10粒
コリアンダーシード	15〜20粒
タラゴン	1枝

作り方

1. きゅうり、セロリは太めの4cm長さに切る。カリフラワーは小房に分ける。パプリカは種を除いて縦に8等分にする。ミニトマトはへたを取る。

2. ❶に塩小さじ1を加えて全体を混ぜ、そのまましばらくおく。野菜から出る水分をすて、ペーパータオルなどで水気をふいておく。

3. 鍋に水600㎖、白ワインビネガー、塩大さじ2弱、赤唐辛子、黒粒こしょう、コリアンダーシード、タラゴンを入れて火にかけて沸騰させる。熱いうちに❷を加え、粗熱が取れるまでそのままおく。

4. 密閉容器や保存ビンに入れて冷蔵庫へ。翌日から食べられ、1週間〜10日間は保存可能。

調理時間
15min.

食べごたえ十分、満足度100%の野菜の煮込み

根菜ラタトゥイユ

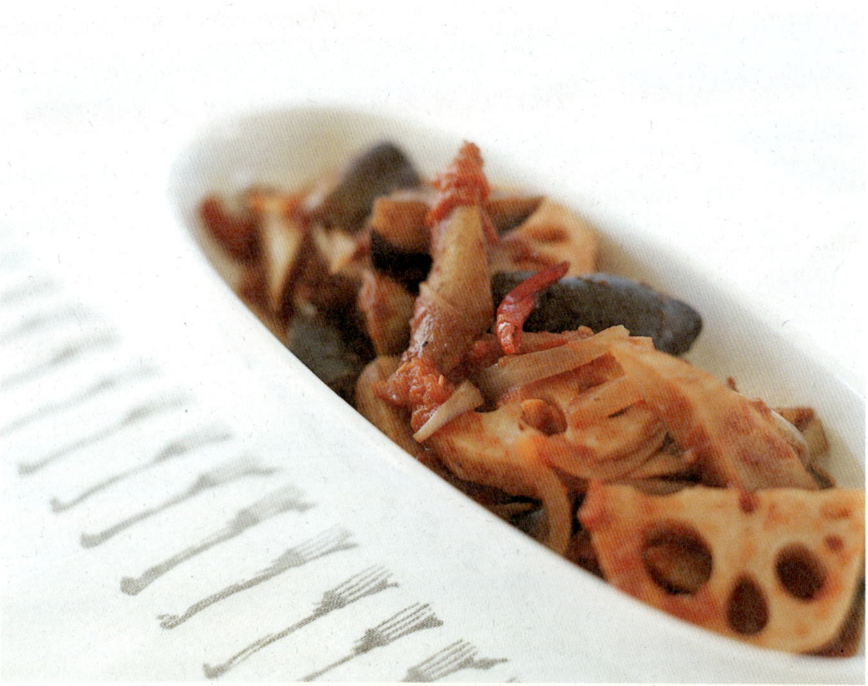

野菜 | VEGETABLE

材料(2人分)

ホールトマト	1缶(400g)
にんにく	1かけ
れんこん	1/2節
ごぼう	1/4本
なす	2個
玉ねぎ	1/2個
塩	小さじ1/2
こしょう	少々
しょうゆ	小さじ1

作り方

1. ホールトマトは手で粗くつぶして鍋に入れ、薄切りにしたにんにくを加えて火にかけ、中弱火で5分ほど煮て香りをうつす。
2. れんこん、ごぼう、なすは乱切りに、玉ねぎはくし切りにして❶に加え、塩、こしょうで味をととのえ、ふたをして7〜8分弱火でじっくり煮る。
3. 野菜に火が通ったら味をみて、しょうゆを加える。

調理時間
20min.

たたくことで味がしみ込みやすくなる
たたききゅうりの干しえび和え

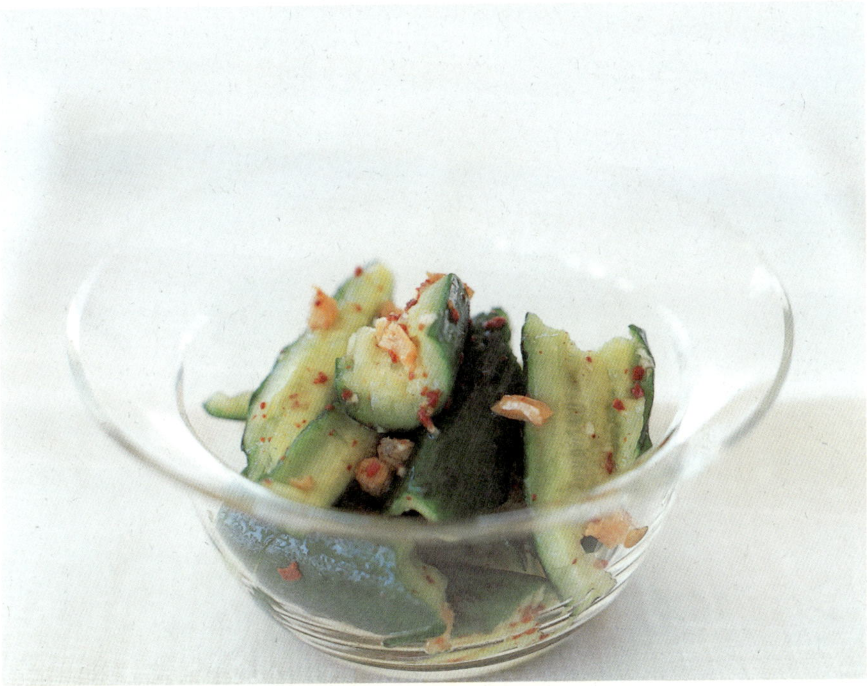

材料（2人分）

きゅうり ………………………………… 2本
にんにく（みじん切り） …… 1/2かけ分
干しえび（みじん切り） ……… 大さじ1
レモン汁 ………………… 大さじ1/2
ナンプラー ……………… 大さじ1
粉唐辛子 ………………… 小さじ1/2

作り方

1. きゅうりは塩少々（材料外）で板ずりしたあと、めん棒などでたたいて大きめに砕く。
2. ボウルににんにく、干しえび、レモン汁、ナンプラーを合わせて❶と和え、粉唐辛子を加える。

調理時間
10min.

熱々でも、冷やしても、どちらもおいしい

蒸しなす

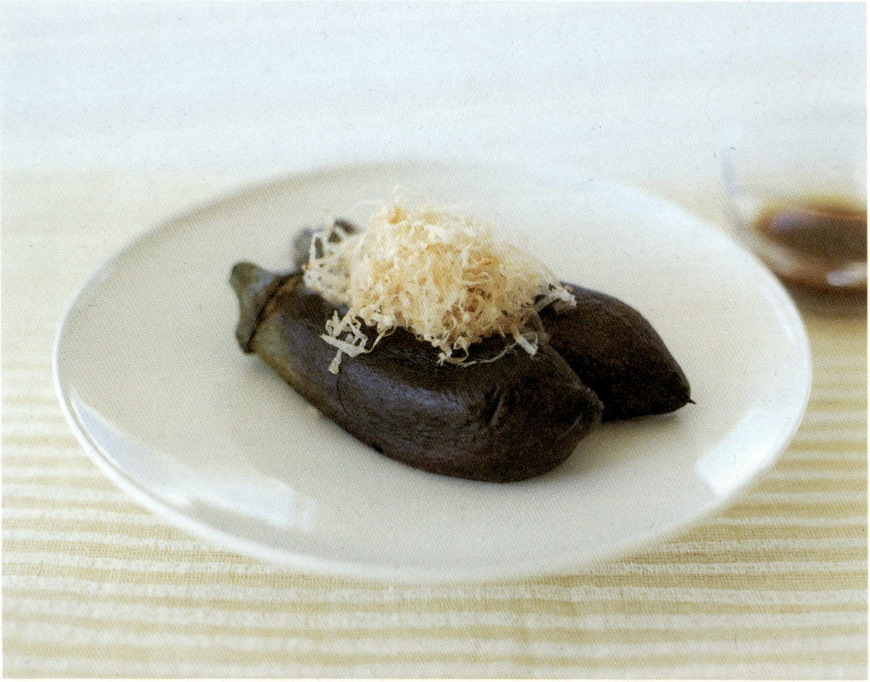

材料(2人分)

なす	4個
しょうが	1/2かけ
しょうゆ	大さじ3
かつおぶし	適量

作り方

1. なすはへたの部分に浅く切り込みを入れて実にかかっているへたの部分だけ切り取り、蒸気の上がった蒸し器に入れて、10分ほど蒸す。
2. しょうがはすりおろしてしょうゆと合わせる。
3. ❶のなすを盛り付け、かつおぶしを上にのせる。いただくときに❷のしょうがじょうゆをかけて。

調理時間 15min.

さっぱり和風味があきさせない

大根と万能ねぎの梅風味サラダ

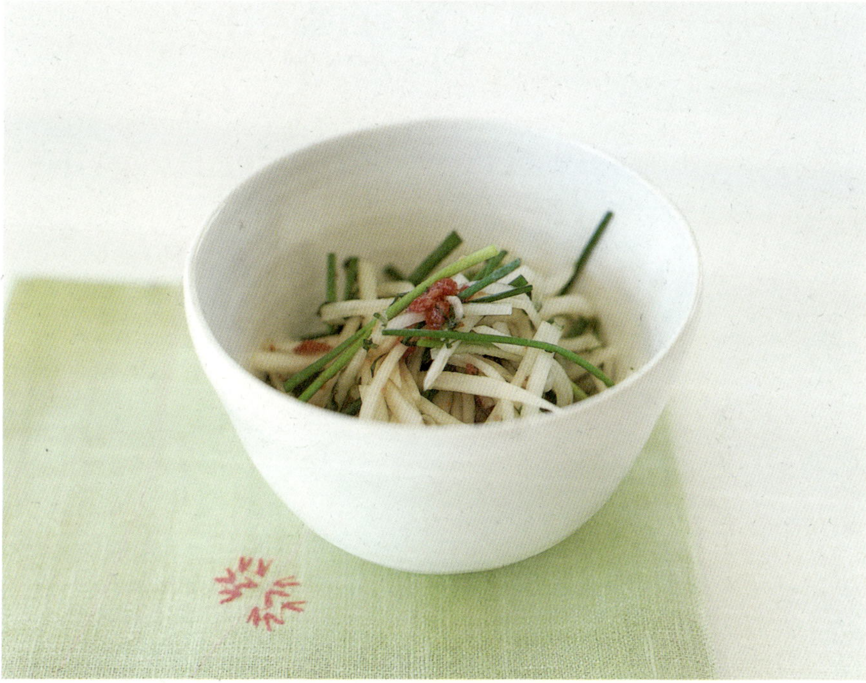

材料(2人分)

大根	1/2本
塩	少々
万能ねぎ	7〜8本
青じそ	5枚
梅干し	1個
しょうゆ	大さじ1
だし汁	大さじ1

作り方

1. 大根は5cm長さの太めの千切りにして塩をふり、しばらくおく。水気が出たら軽くしぼる。
2. 万能ねぎは5cm長さに切り、青じそは千切り、梅干しは種を取ってたたいておく。
3. ボウルに❷の梅干しとしょうゆ、だし汁を入れて合わせ、❶と❷のねぎと青じそを加えて和える。

調理時間
10min.

2週目以降
のメニュー
COLUMN

リセット効果を実感するのは2週目以降。じょうずに応用しましょうね

ミネストローネは多めに作っておくと、味のバリエーションがつけやすい万能スープです。例えば、1日目はそのままで、2日目は トマトのざく切りを加えてトマト味に、3日目はカレー粉を加えてカレー味にと変化が楽しめます。その他、豆腐や納豆などの大豆製品もオススメです。

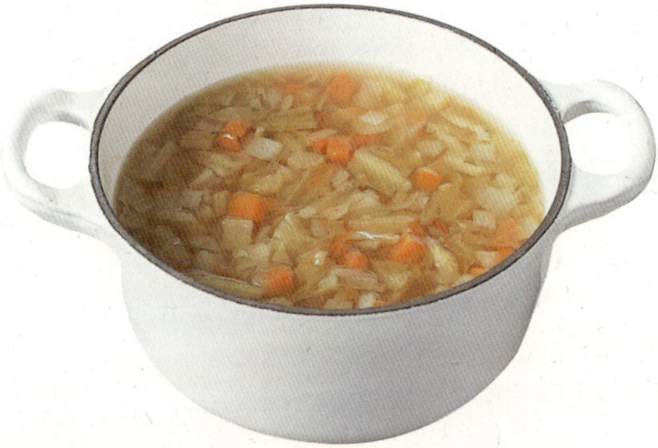

2週目以降のおすすめスープ | ミネストローネ

調理時間 20~30 min.

材料（2～3人分）

玉ねぎ	1個
にんじん	1本
セロリ	1本
キャベツの葉	3枚
トマト	1個
固形スープの素	1個
塩	小さじ1/2
こしょう	少々

作り方

❶ 玉ねぎ、にんじん、セロリは6～7mm角に切る。キャベツの葉をざく切り、トマトは種を取ってざく切りにしてから粗くつぶしておく。

❷ 鍋に❶のキャベツ以外の野菜を入れて、野菜の水分が出てくるように弱火で5分ほど炒め、しんなりとしてきたら水 3カップと固形スープの素を入れ、❶のキャベツを加えてふたをする。

❸ 15分ほど煮込み、塩、こしょうで味をととのえる。

「リセットダイエット」が終了した2週目は、クールダウン期と考えましょう。リセットダイエット中はNGだった食品も、**少しずつ解禁**していいと思います。ただし、厳密なダイエットは必要ありませんが、1週目のダイエット結果を確実に「あなたのモノ＝体重の固定化」する時期だということを忘れないでください。

オススメなのが**具だくさんのスープ**です。胃にも優しくておなかも満たされます。それにこの時期は、リセット効果で味覚もアップしていますので、さまざまな食材が溶け込んだ旨味を十分に堪能できます。そしてクールダウン期が過ぎたら、体重のコントロールが上手になっているのが理想です。

外食で食べすぎてしまった翌日や、体重が増え始めてしまったときは、すぐに食事の見直しをしましょう。早めに対処するのが、実は簡単で、かしこい体重コントロール術です。「リセットダイエット」ではカロリー計算は不要でしたが、2週目以降は、食事のカロリーも考えつつ食品を選ぶことも大切です。カロリーが少ないものは多めに、カロリーが多いものは少量と、メリハリをつけた食事をする、そんな日々の意識が、あなたのキレイをずーっとキープしてくれるのです。

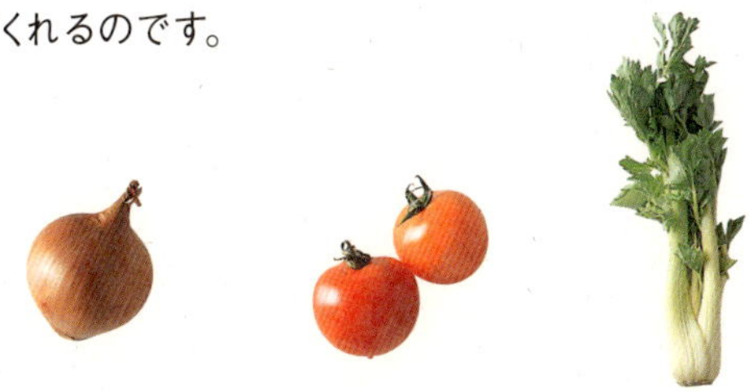

こんなに食べても痩せられる
魚介類
SEAFOOD

ローズマリーとイタリアンパセリの香りを添えて
えびのハーブソルト

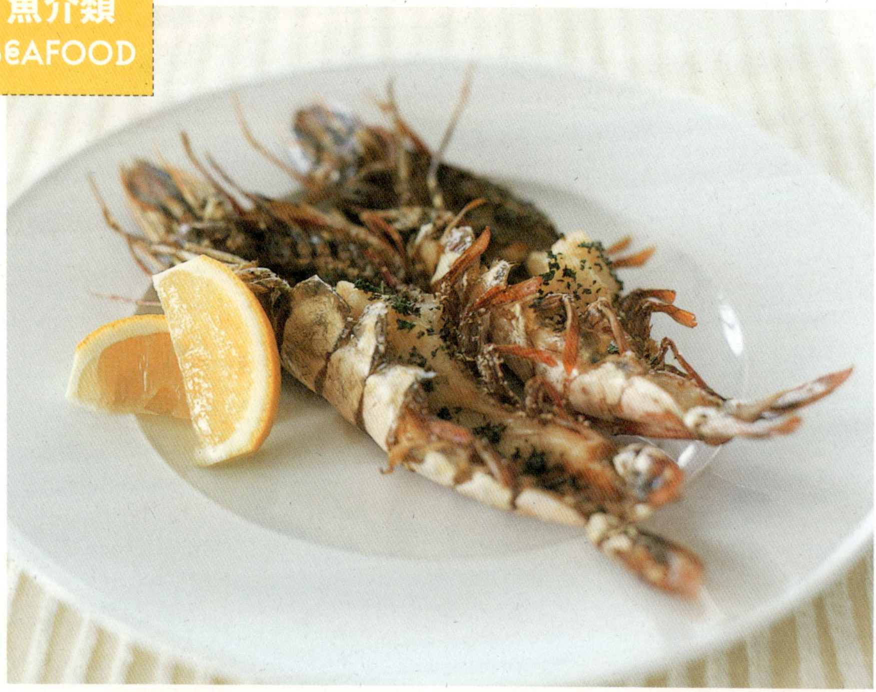

材料（2人分）

有頭えび ………………………… 大2尾
ハーブソルト ……………… 小さじ1/2
ローズマリー（みじん切り）…… 小さじ1
イタリアンパセリ（みじん切り）
………………………… 小さじ1
レモン …………………………… 適量

※ハーブはあればフレッシュで。なければハーブソルトを使っているので省いて。

作り方

1 えびは腹から切り開き、ハーブソルトを全体にふりかけ、ローズマリー、イタリアンパセリも一緒に散らす。

2 200℃のオーブンで10～12分焼き、レモンを添える。

調理時間
15min.

大きめにカットしてボリュームアップ
たこのサラダ仕立て

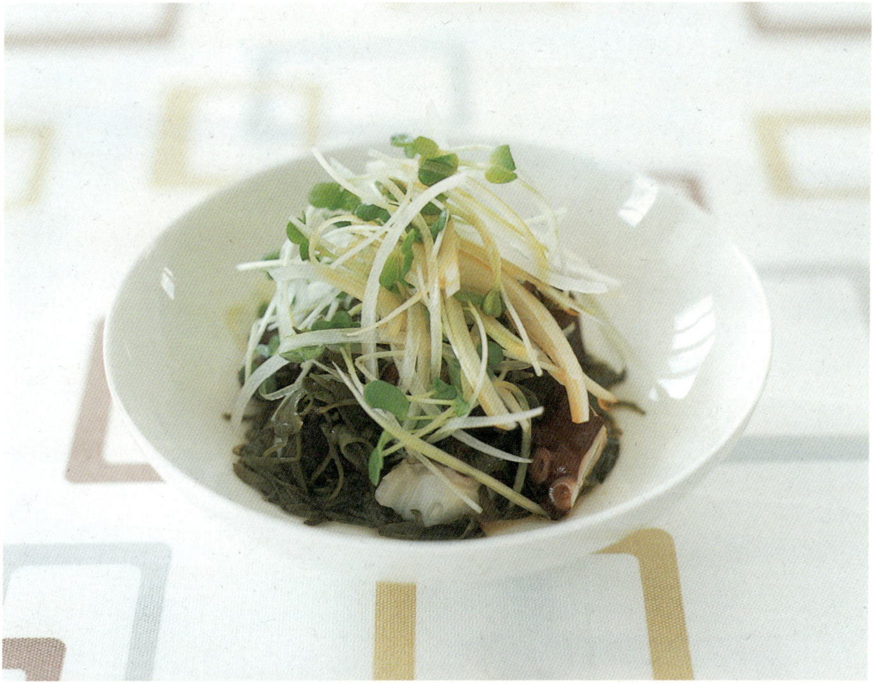

材料（2人分）

ゆでだこ	100g
めかぶ（味付き）	1パック（70g）
ポン酢じょうゆ	大さじ1
紫玉ねぎ	1/4個
貝割れ菜	1/2パック

作り方

1. たこは大きめの乱切りにし、水気をきっためかぶ、ポン酢じょうゆと和える。
2. 紫玉ねぎは薄切りにし、根の部分を切り落とした貝割れ菜と和える。
3. 器に❶を盛り、上に❷をたっぷりとのせる。

調理時間
10min.

オリーブオイルなしでも本格イタリアンテイスト

魚介のトマト煮込み

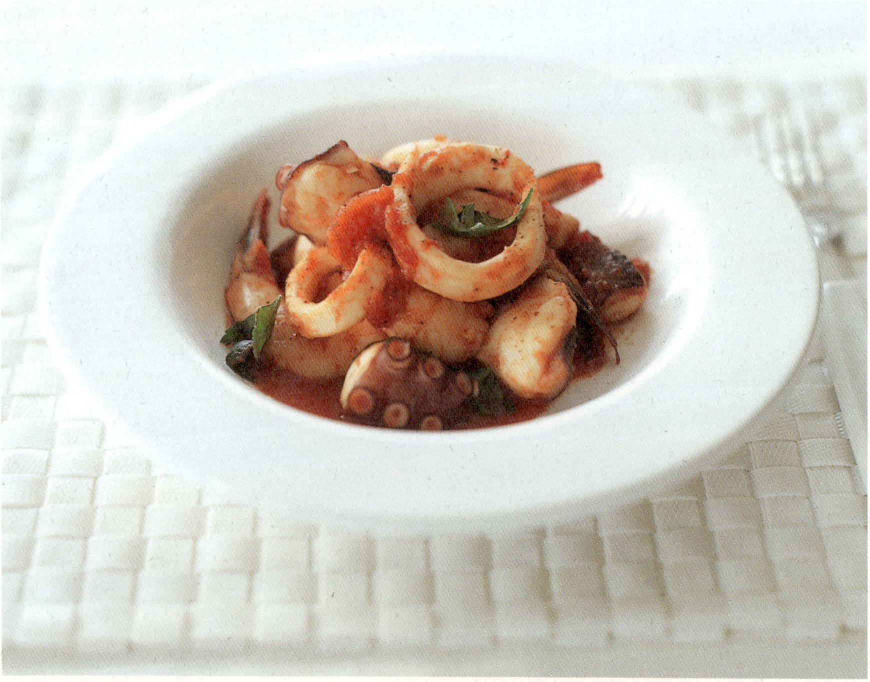

材料（2人分）

- するめいか ……… 1ぱい
- ゆでだこ ……… 100g
- 大正えび ……… 8〜10尾
- にんにく ……… 1かけ
- ホールトマト ……… 1缶（400g）
- イタリアンパセリ（飾り用） ……… 適量

作り方

1. するめいかは皮をむいて胴体は輪切り、ゲソは4等分くらいにする（内臓は使わない）。たこは乱切りにし、えびは殻をむいて背わたを取る。
2. 鍋に水100㎖と包丁の背でつぶしたにんにくを入れて火にかけ、ホールトマトを手でつぶしながら加え、5分ほど煮る。
3. ❷に❶を加えてふたをし、さらに5分ほど煮て、具がやわらかくなったら器に盛り付けて、イタリアンパセリを散らす。

調理時間
15~20 min.

さっとあぶって香ばしさをだした

牡蠣のグリル

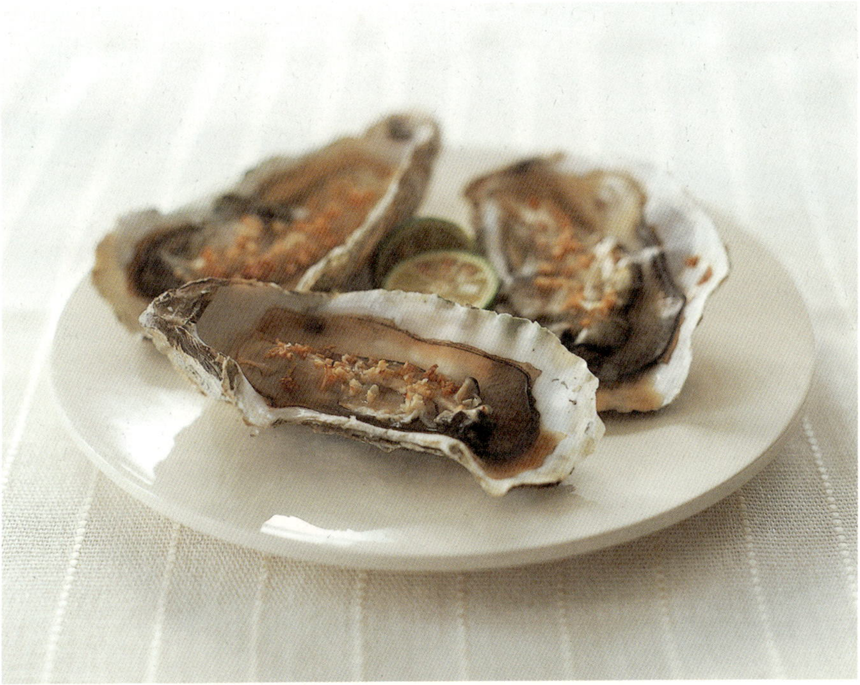

材料（2人分）

牡蠣	6個
にんにく	1かけ
しょうゆ	小さじ1×6
すだち	適量

作り方

牡蠣ににんにくのみじん切りとしょうゆ小さじ1ずつをかけて、200℃のオーブンで4〜5分焼き、すだちを添える。

調理時間
10min.

旨味を逃がさないよう口が開いたらスピーディーに

あさりの中華風味

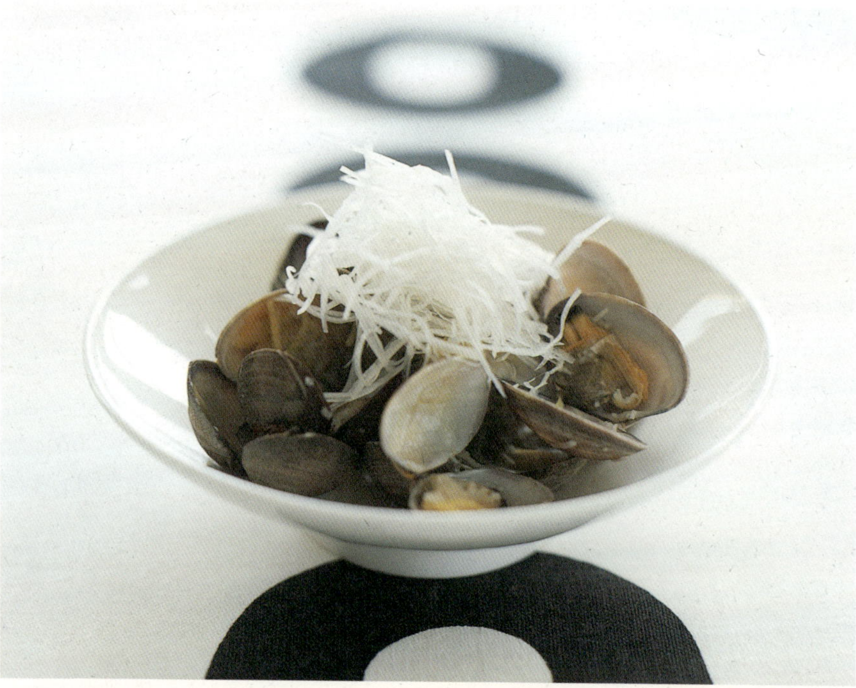

材料（2人分）

あさり（殻付き）	400g
にんにく	1かけ
中華スープの素（顆粒）	小さじ1/3
しょうゆ	少々
長ねぎ	1/4本

作り方

1. あさりは塩水（材料外）につけて砂をはかせる。にんにくはみじん切りにする。
2. 長ねぎは繊維に沿って中央まで包丁を入れて平らに開き、端から千切りにして白髪ねぎを作る。
3. 鍋に水60mℓ、中華スープの素、❶のにんにくとあさりを入れて火にかけ、ふたをする。あさりの口が開いたらしょうゆで味をととのえ、器に盛り、❷の白髪ねぎをたっぷりとのせる。

調理時間 10~15 min.

いかをえびやたこ、あさりに替えてもOK

いかのスパイシー炒め

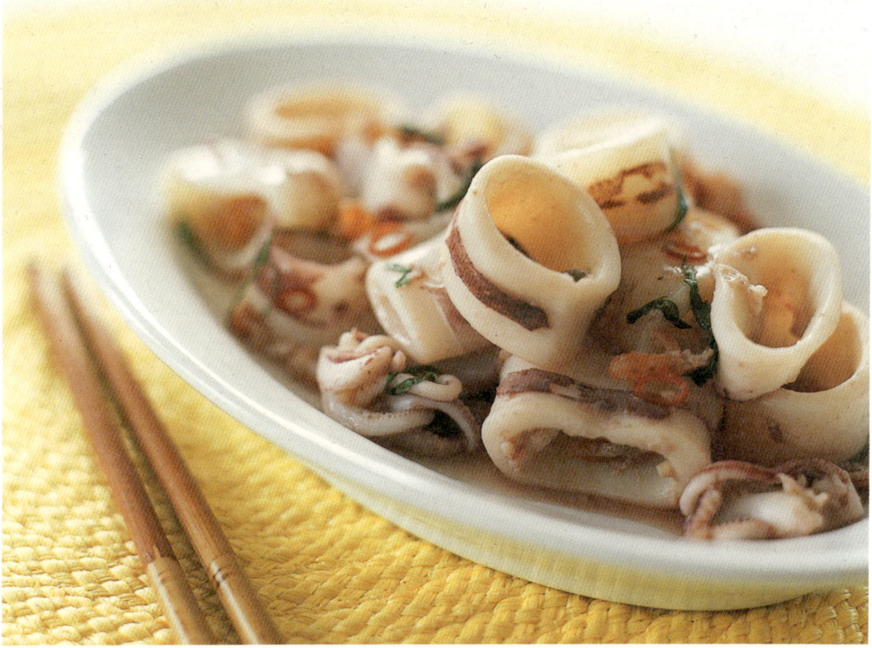

材料（2人分）

やりいか……4はい
にんにく……1かけ
干しえび（みじん切り）……大さじ1
赤唐辛子……1本
ナンプラー……小さじ2
バジルの葉……4〜5枚
レモン汁……少々

作り方

1. やりいかは皮付きのままで、胴体は輪切り、ゲソは2〜3等分にする（内臓は使わない）。にんにくはみじん切り、赤唐辛子は種を取って輪切り、バジルの葉は千切りにする。
2. フッ素樹脂加工のフライパンに水大さじ2、にんにく、干しえびを入れて火にかけ、やや煮詰まってきたらいかを加えて色が変わるまで炒め煮にする。
3. ナンプラー、バジル、赤唐辛子を加えて、最後にレモン汁を回しかける。

調理時間 10min.

野菜は薄切りにして火の通りをよくするのがポイント

海鮮しゃぶしゃぶ

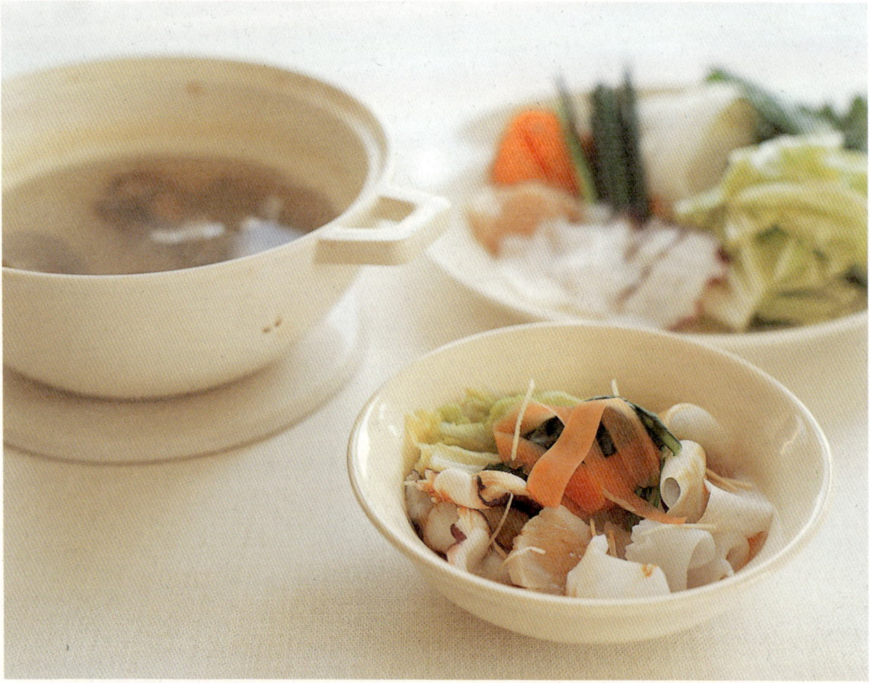

材料(2人分)

帆立て	100g
ゆでだこ	80g
いか(刺身用)	80g
あさり(殻付き)	150g
春菊	1/2わ
万能ねぎ	1/4わ
白菜	4枚
にんじん	1/2本
大根	1/4本
黒酢	適量
しょうが	1かけ

作り方

1. 帆立て、たこ、いかはそれぞれ薄くそぎ切りにする。
2. あさりは塩水(材料外)につけて砂をはかせて土鍋に入れ、かぶるくらいの水を加えて火にかける。
3. 春菊、万能ねぎは5cm長さに切り、白菜はざく切り、にんじん、大根はピーラーでそぐように薄切りにする。
4. ❷の湯が沸いたら、アクを取りながら❶、❸の海鮮や野菜を入れる。
5. たれは千切りにしたしょうがを黒酢に加え、鍋のだしで薄めながらしゃぶしゃぶにしていただく。

※えび、牡蠣などでもおいしくいただける。

下準備 15min.

新鮮な身の甘さを堪能できる

帆立てのカルパッチョ

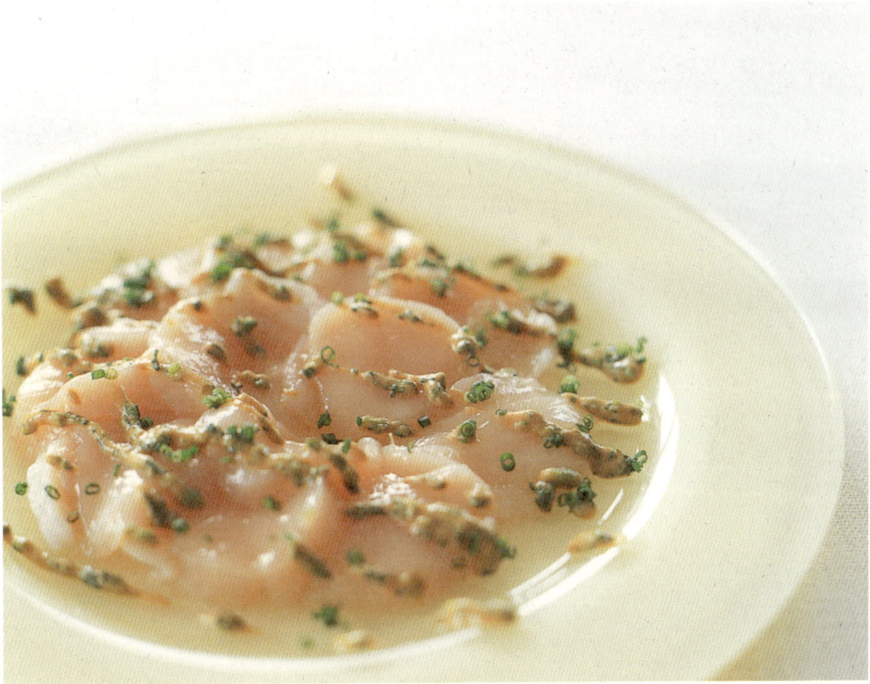

材料（2人分）

帆立て貝（刺身用）…………5〜6個
シブレット（または万能ねぎ、
　あさつきなど）……………2〜3本
フレンチマスタード…………大さじ2
しょうゆ………………………小さじ1
レモン汁………………………少々

作り方

1　帆立て貝柱は厚さ3〜4等分に薄切りし、皿に並べる。

2　フレンチマスタード、しょうゆ、レモン汁を混ぜ合わせたソースを❶にかけ、小口切りにしたシブレットを散らす。

調理時間
10min.

学校や職場でも
これで大丈夫
お弁当
LUNCH BOX

MONDAY ｜ 月曜日のお弁当

ツナのロールキャベツ／根菜ラタトゥイユ／炭酸水

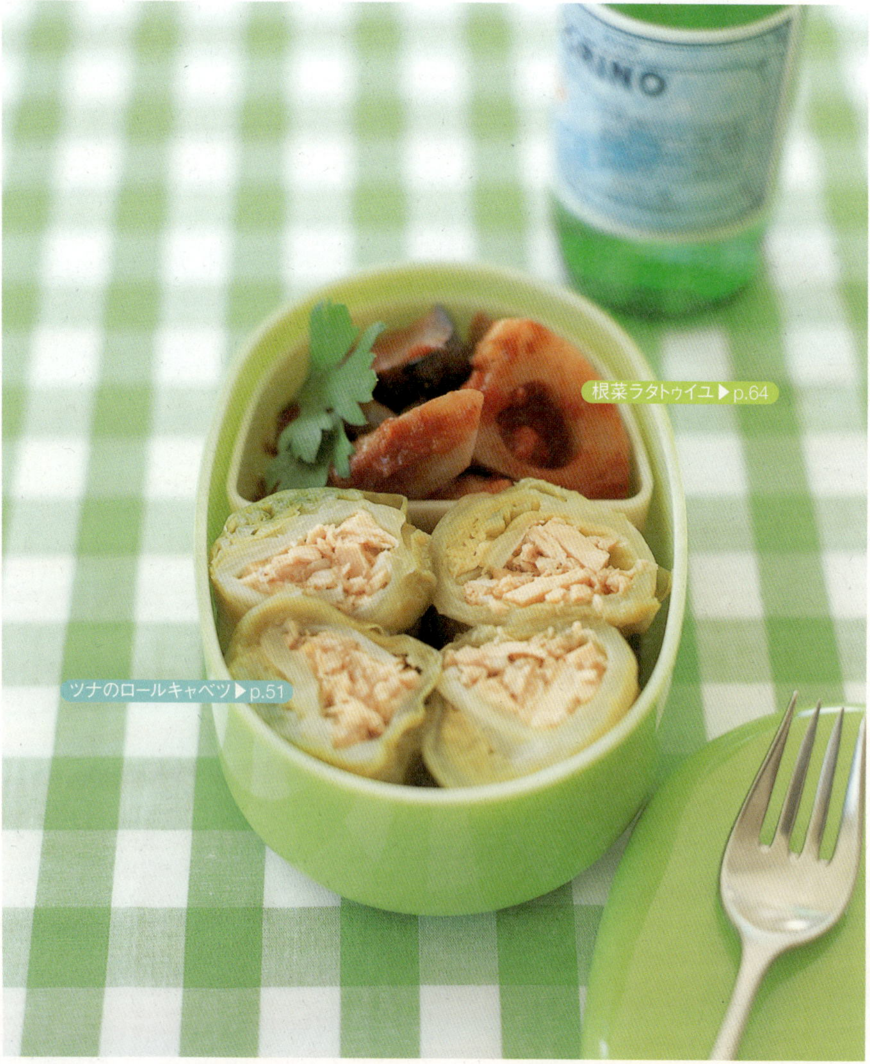

歯ごたえのいい野菜をたっぷりとれるラタトゥイユには、さっぱりとした味わいのロールキャベツが相性よし。どちらも前日の夜に仕込んだほうが、味がよくしみます。

TUESDAY | 火曜日のお弁当

ローストビーフ／モロッコ風サラダ／ミントティー

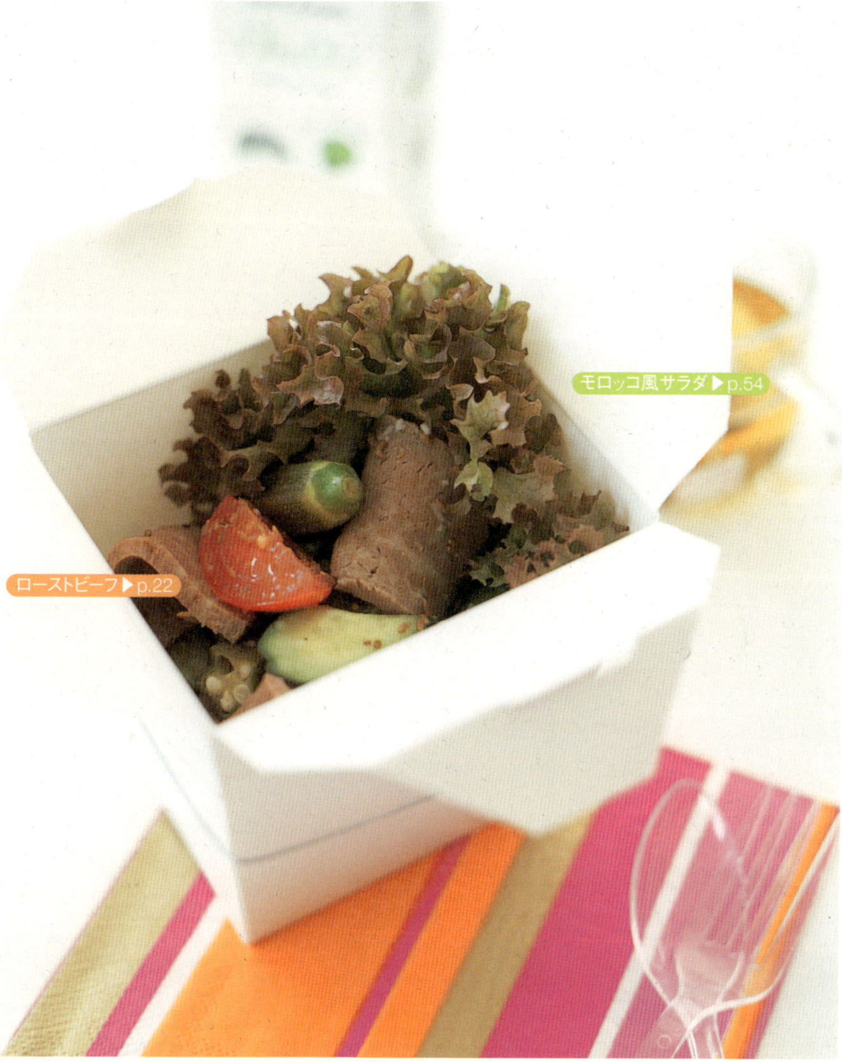

モロッコ風サラダ▶p.54
ローストビーフ▶p.22

ボリュームはあるけれどやや単調な味付けのローストビーフはスパイシーなサラダと和える と相性バツグン。温かいミントティーを一緒に飲めば、リラックス効果も上がります。

レンジポーク／グリルル野菜の焼きびたし／ほうじ茶

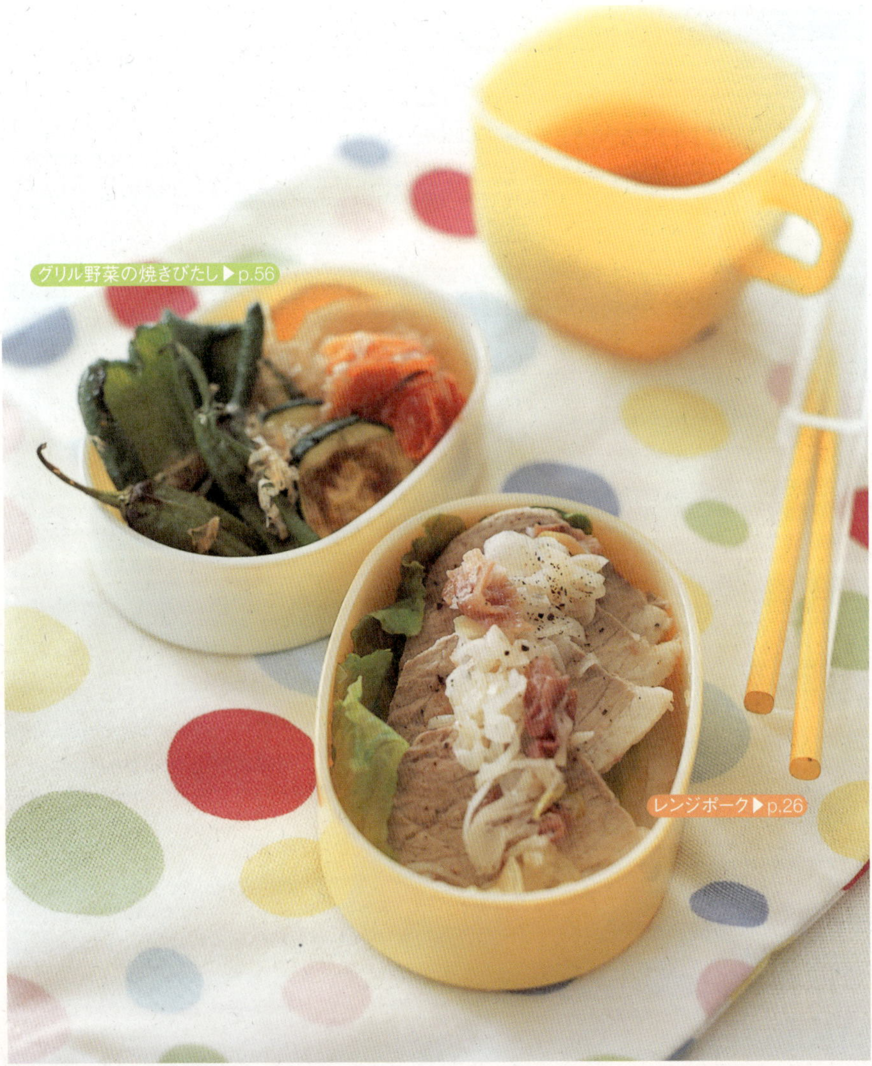
グリル野菜の焼きびたし▶p.56
レンジポーク▶p.26

レンジで10分の肉料理は、豚肉をチンしている間に野菜を焼いてお弁当の中でだしをしみ込ませます。朝の忙しい合間でも用意ができる、お弁当向きのメニューです。

THURSDAY｜木曜日のお弁当

かじきまぐろのグリル／焼き野菜サラダ／フレーバーティー

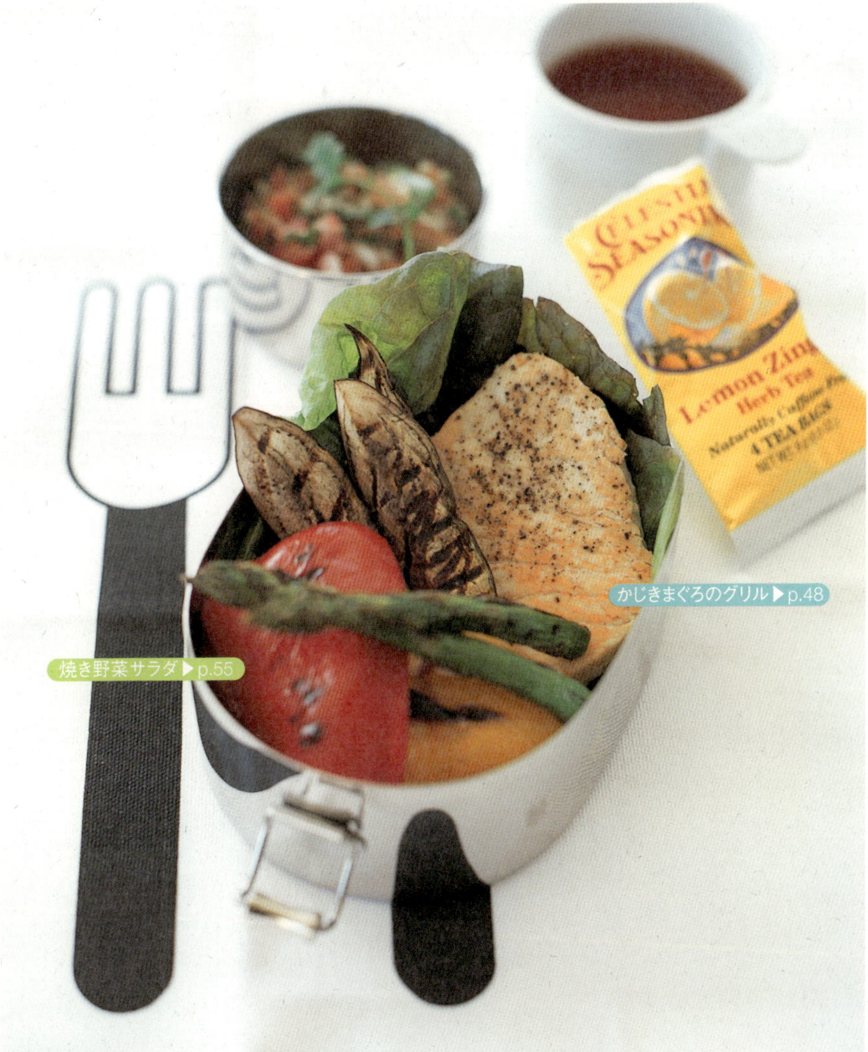

Lemon Zinger
Herb Tea
4 TEA BAGS
かじきまぐろのグリル▶p.48
焼き野菜サラダ▶p.55

淡白な白身魚のグリルと焼き野菜のどちらにも、ピリ辛味のサルサソースがよく合います。サルサソースは冷蔵庫で3、4日はもつので、多めに作っておくと便利です。

さわらの幽庵焼き／ゆで野菜／緑茶

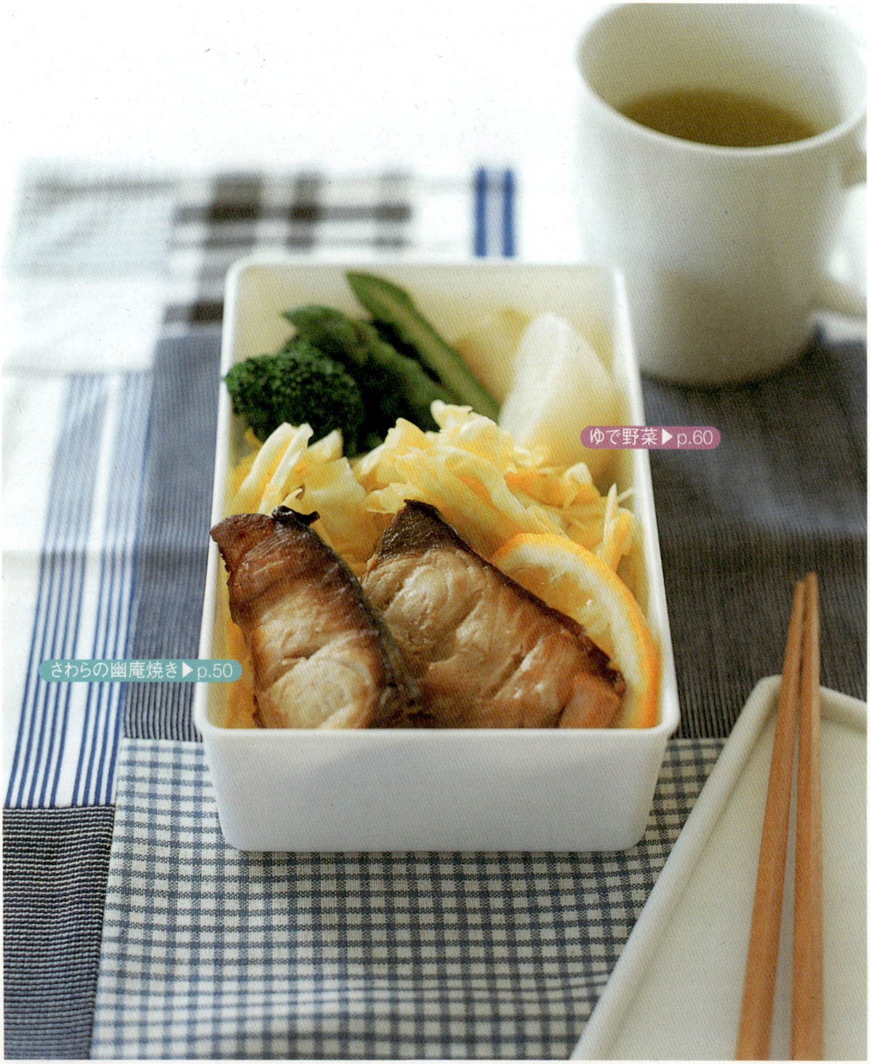

週の最後は冷蔵庫に余った野菜をゆでてお弁当に。ブロッコリー、かぶ、アスパラガス、カリフラワー、スナップえんどうなど時間がたっても色や量が変わらないものがオススメです。

お弁当の
はやわざ

ちょっとした工夫が、
忙しい朝のうれしい味方です

毎日のお弁当作りも、工夫次第で1分で完了させることができる!

例えば、いろいろな野菜をゆでて(蒸しても可)、タッパウエアに入れて冷蔵庫で保管しておく。また、生野菜をスティック状に切って、タッパウエアに入れておくのもグッド。

このように、すぐに食べられる状態で冷蔵庫にストックしておけば、忙しい朝にいちいち野菜を切る手間が省けます。でも、加熱したり、カットした野菜は、2日以内を目安に食べきりましょう。

肉の応用編で紹介した、蒸し鶏やゆで豚と、ストックしたソース、数種類の野菜を選んでお弁当箱に詰めれば、見た目も鮮やかで、おいしいランチが完成です。ホンのひと手間かけておくだけで、お弁当以外に、夕食の準備などにも応用はききますから、ぜひ活用してみてくださいね。

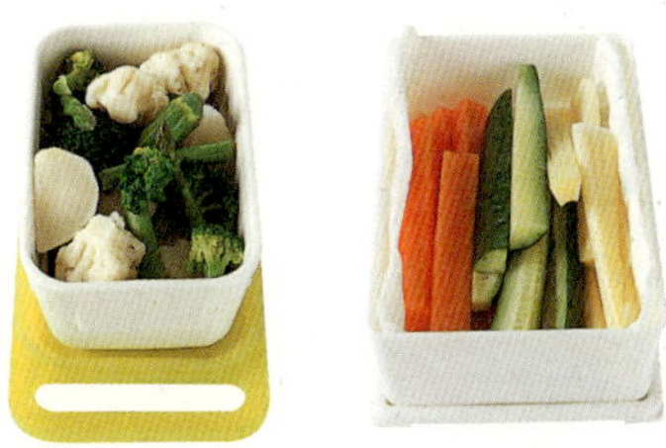

駆け込み!
コンビニランチ
はこれを選べば
クリアできる

コンビニランチも
リセットダイエットをサポートします

いつもお弁当や安心できるレストランでランチができるとは限りません。忙しい日、用意のできなかった日にコンビニに駆け込んだとしても、「もう今日はいいや～」とあきらめるのはまだ早い。コンビニにはこんなメニューがあったのです。

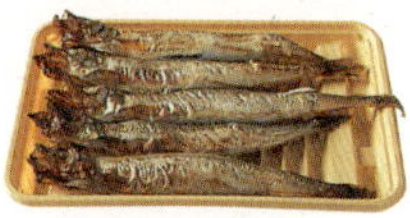
焼きししゃも

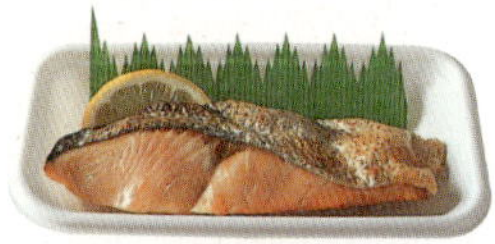
鮭塩焼き

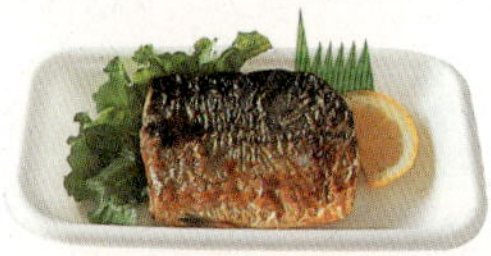
さば塩焼き

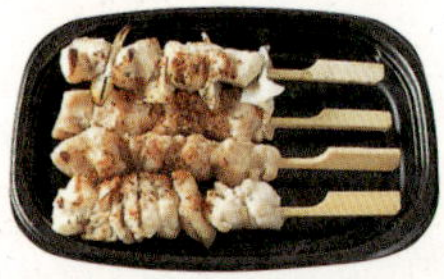
焼きとり

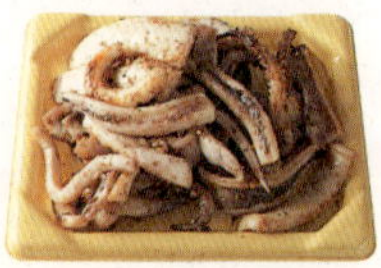
ピリ辛いか焼き

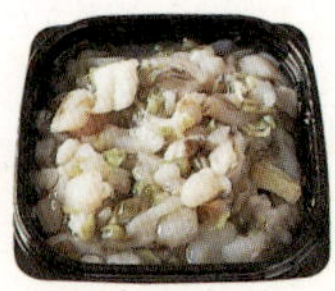
たこわさび

〈魚、肉、魚介〉

ししゃも、鮭、さばなどの焼き魚はもちろん○。ただし、一緒についているマヨネーズは厳禁、レモンか七味唐辛子を選びましょう。焼きとりは塩を。みりんや砂糖が含まれているたれはNGです。いかやたこはローカロリーでボリュームがあるのでオススメ。

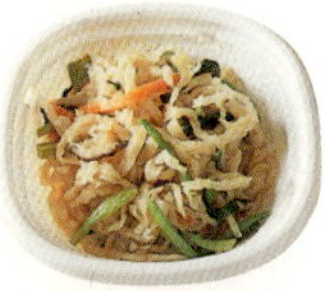

切り干し大根

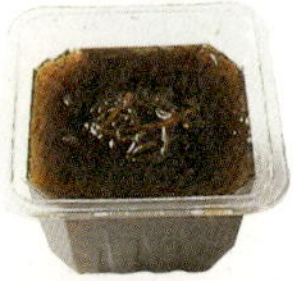

もずく

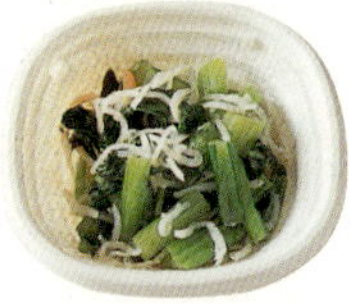

小松菜としらすのおひたし

〈おそうざい〉

切り干し大根やおひたしなどは野菜のひとつと考えてOK。もずくも海藻なのでオススメです。和え物にじゃこやしらすが入っているものは、厳密にいえば「魚」のひとつに数えることになるので、ほかのものとの組み合わせを考えてください。おでんは具次第。

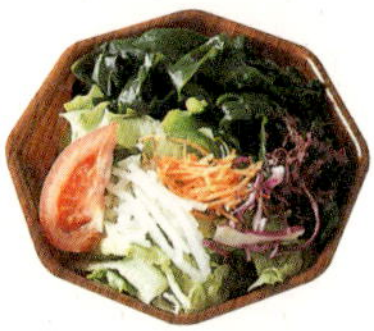

わかめサラダ

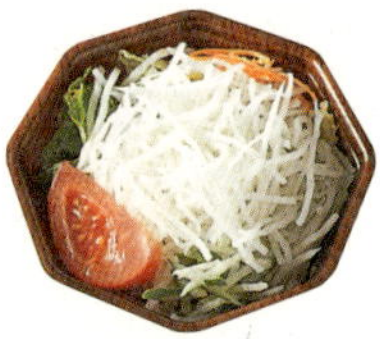

大根サラダ

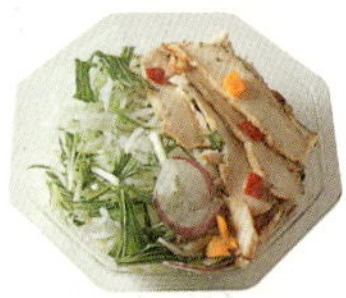

蒸し鶏のサラダ

〈サラダ〉

海藻、大根など、種類も豊富なサラダ類ですが、ひとつ注意が必要です。ドレッシングがノンオイルかどうか、コーンやポテトサラダなどのNG食品が入っていないかどうか。また、少量でも肉やツナが入っているものは、それぞれ「肉」「魚」などに数えられることも忘れないで。

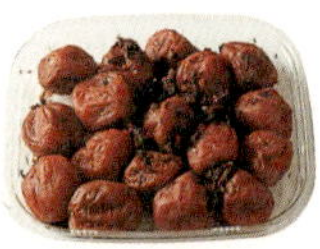

かつお梅

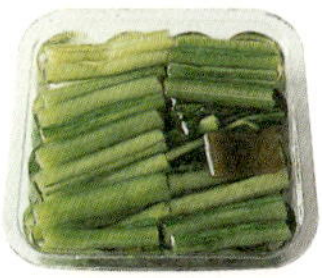

野沢菜

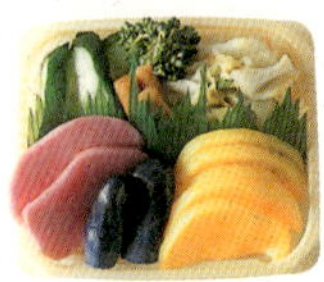

たくあんなど漬け物

〈漬け物〉

かつお梅、野沢菜、たくあんなど、お昼の一品としては少々塩気がきつすぎますが、箸休めに「野菜」のひとつとして考えれば、品数が増え、寂しい食卓に色を添えてくれます。

ダイエット・ドキュメンタリー
Aさんの場合
DIET DOCUMENTARY

減量のペースは人それぞれ。大事なのは1カ月後、確実に減量していることです。1週間目のリセットダイエット期に5kg痩せたとしても、2週目以降に5kgリバウンドしたら、1カ月後にはプラス・マイナス・ゼロ。こんな結果じゃ悲しいですよね。ここでご紹介するAさん、Bさんは、ペースの差こそあれ、1カ月の目標体重をクリアした方たちです。参考にしてくださいね。

［リセットダイエット］

	1㊏	2㊐	3㊊	4㊋	5㊌	6㊍	7㊎
朝	グレープフルーツ 1/2個 コーヒー	グレープフルーツ 1/2個 緑茶	グレープフルーツ 1/2個 コーヒー	グレープフルーツ 1/2個 ハーブティー	グレープフルーツ 1/2個 ハーブティー	グレープフルーツ 1/2個 緑茶	グレープフルーツ 1/2個 コーヒー
昼	鶏胸肉ハーブ焼き 焼きトマト グリーンサラダ	さんま塩焼き 大根・水菜サラダ わかめおひたし	ゆで卵　2個 ほうれん草サラダ コンビニ	かじきのグリル 温野菜 お弁当	ゆでいか・たこの煮物 大根サラダ コンビニ	カットフルーツ プレーンヨーグルト	鶏ささ身のつくね 白菜と小松菜の煮物 お弁当
夜	鯛・まぐろ刺身 ゆで野菜サラダ めかぶ	牛しゃぶしゃぶ 温野菜	蒸し豚　ねぎソース 蒸し野菜	焼きとり塩　6本 ピーマン&ねぎ　キャベツ　※ビール　1杯 外食	さばの塩焼き 青菜ときのこのおひたし 梅きゅう	牛たたき にんにくソース 香味野菜のサラダ ピクルス	牡蠣・えびのグリル 帆立てと大根のサラダ ブロッコリー・アスパラのからし和え
体重	62.4 kg	62.0 kg	61.5 kg	60.7 kg	60.5 kg	59.8 kg	59.2 kg
体脂肪率	34.5 %	34.7 %	34.5 %	34.2 %	34.0 %	34.0 %	33.5 %

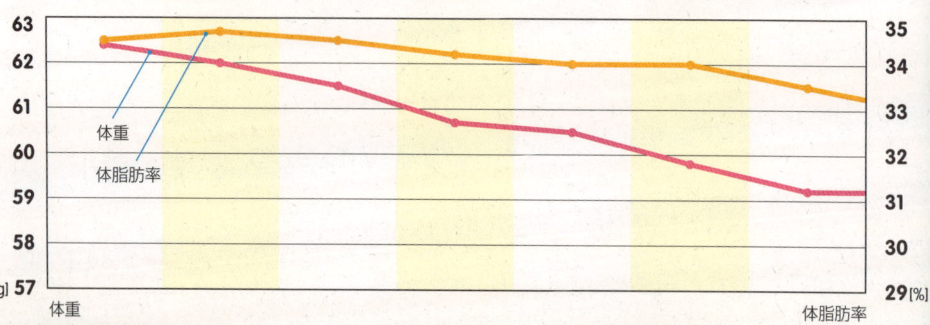

Aさん ［通信関連企業勤務・29歳］

身長 164㎝

体重 62.4kg

体脂肪率 34.5%

理想体重 52kg

スタート時の健康状態 良好　生理直後

土曜日からスタート

食の傾向 1回の食事量が多く、飲酒も好きです。好き嫌いはなく、間食はほとんどしません。

［2週目］

※体重・体脂肪率は当日朝の測定値

	8 土	9 日	10 月	11 火	12 水	13 木	14 金
朝	グレープフルーツ 1/2個 ハーブティー	トースト コーヒー	グレープフルーツ 1/2個 コーヒー	おにぎり 1個 緑茶	グレープフルーツ 1/2個 カフェオーレ	野菜スープ 緑茶	グレープフルーツ 1/2個 ハーブティー
昼	ベーグルサンド クリームチーズ サーモン コールスローサラダ	お寿司 1人前 外食	サラダランチ チキン パン チョコレートケーキ 外食	チキンハーブ焼きと 温野菜 カップスープ お弁当	グリルサーモン グリーンサラダ グリルきのこ お弁当	ゆで豚と もやし・ねぎのサラダ 味噌汁	ゆで卵 1個 ツナサラダ コンビニ
夜	ツナとポテトのサラダ	野菜スープ 生ハム サラミ チーズ ワイン 2杯	湯どうふ 温野菜	豚しゃぶしゃぶ 温野菜 おまんじゅう	ローストビーフサラダ 冷ややっこ	かつおのたたき 根菜の煮物 焼きなす	イタリアン いろいろなものを 少しずつ ワイン 3杯 外食
体重	59.2 kg	58.7 kg	59.0 kg	58.7 kg	58.5 kg	57.5 kg	58.2 kg
体脂肪率	33.0 %	32.7 %	32.5 %	32.8 %	32.7 %	32.3 %	32.7 %

→

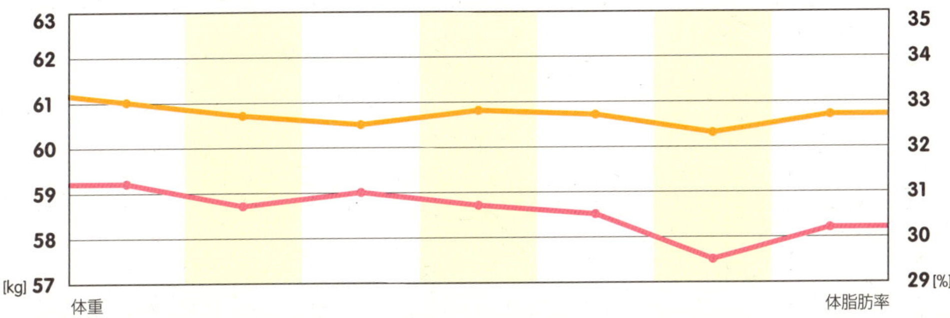

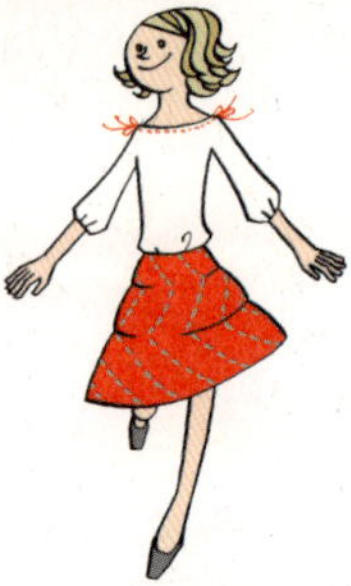

Aさん　コメント

お酒が飲めないのがつらいかな？　と思っていましたが、すぐに平気になりました。食事の量は、けっこう食べていたような気がします。
1カ月後の数値でみると体脂肪率が5.5％も減りましたが、最初の1週間の「リセットダイエット」期は、なかなか減りませんでした。
減量のペースは、ゆっくり気味でしたが1カ月で目標の5kgは達成できてよかった！　理想体重まで、あと5.2kg、来月も1週間がんばってみます。

［3週目］　［4週目］

	15（土）	16（日）	17（月）	18（火）	19（水）	20（木）	21（金）	22（土）
朝	グレープフルーツ 1/2個 カフェオーレ	なし	グレープフルーツ 1/2個 ハーブティー	グレープフルーツ 1/2個 コーヒー	りんご 1/2個 緑茶	おにぎり 1個 緑茶	グレープフルーツ 1/2個 コーヒー	なし
昼	昼夜兼用 ラーメン　餃子 野菜炒め　ビール 外食	きのこと野菜のパスタ クリームスープ 野菜ジュース	サラダランチ チキン　パン 外食	さばの塩焼き キャベツ・きゅうりのサラダ　トマト お弁当	ゆで卵　1個 ツナサラダ グレープフルーツゼリー カップスープ お弁当	肉野菜炒め定食 ごはん　1/2杯 外食	鶏ささ身の梅焼き 焼き野菜のおひたし お弁当	サンドイッチ コーンスープ
夜	（昼夜兼用）	チーズケーキ チョコレートケーキ カフェオーレ	魚介のスパイシー炒め 春雨サラダ	豚しゃぶしゃぶ 温野菜	牛フィレステーキ もやし・ピーマン炒め	焼き魚 オクラ納豆 かぼちゃの煮物	お魚・貝のお刺身サラダ アスパラのからしじょうゆ和え	生ハムサラダ　チーズ フルーツ ワイン　2杯
体重	58.2 kg	58.5 kg	58.7 kg	58.5 kg	58.0 kg	57.8 kg	58.0 kg	57.5 kg
体脂肪率	32.7 %	32.5 %	32.7 %	32.2 %	31.5 %	31.0 %	30.8 %	30.2 %

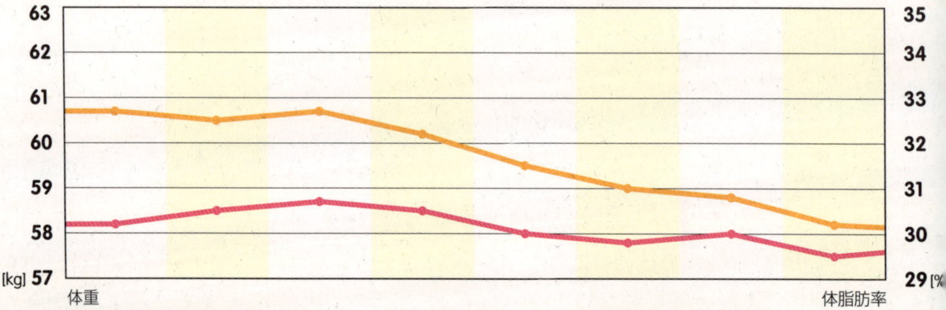

解説

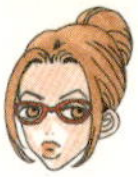

Aさんは、最初の1週間、体脂肪の減り方が悪かったようですね。
これは、体質にもよりますが多くの方にみられる現象です。体脂肪の燃焼が促されると代謝が上がり、運動中のように体脂肪の上昇が測定されることがあります。ですから「リセットダイエット」中に、体脂肪値が上がってしまった、体脂肪が減らない、という方でも、徐々に体脂肪値が落ち着いて下がってきますので心配しなくて大丈夫です。

［5週目］

	23 日	24 月	25 火	26 水	27 木	28 金	29 土	30 日
朝	ベーグルサンド クリームチーズ ブルーベリージャム ハーブティー	グレープフルーツ 1/2個 コーヒー	グレープフルーツ 1/2個 ハーブティー	グレープフルーツ 1/2個 カフェオーレ	野菜スープ パン	マドレーヌ コーヒー	グレープフルーツ 1/2個 ハーブティー	野菜スープ
昼	おせんべい	お豆腐とチキンのサラダ 筍の煮物 オレンジゼリー	春雨ヌードル 温野菜のサラダ コンビニ	おでんいろいろ 卵 大根 こんにゃく 昆布 コンビニ	焼き魚定食 ごはん 1/2杯 アイスクリーム 外食	チキンのハーブ焼き グリル野菜 味噌汁 お弁当	昼夜兼用 しゃぶしゃぶ チョコレートケーキ コーヒー 外食	なめこおろしそば 1/2杯 納豆
夜	中華料理 飲酒 外食	牛肉のねぎ塩焼き 焼き野菜	チキンとひじきとれんこんのサラダ きゅうりのピリ辛漬け	あじのたたき 鯛のお刺身 野菜の煮物	ローストビーフサラダ 野菜スープ	たらのホイル焼き きのこの煮びたし ねぎサラダ		ラタトゥイユ かじきのグリル
体重	57.7 kg	58.7 kg	58.2 kg	57.7 kg	57.3 kg	57.5 kg	57.3 kg	57.2 kg
体脂肪率	30.1 %	31.0 %	30.7 %	29.8 %	29.3 %	29.4 %	29.2 %	29.0 %

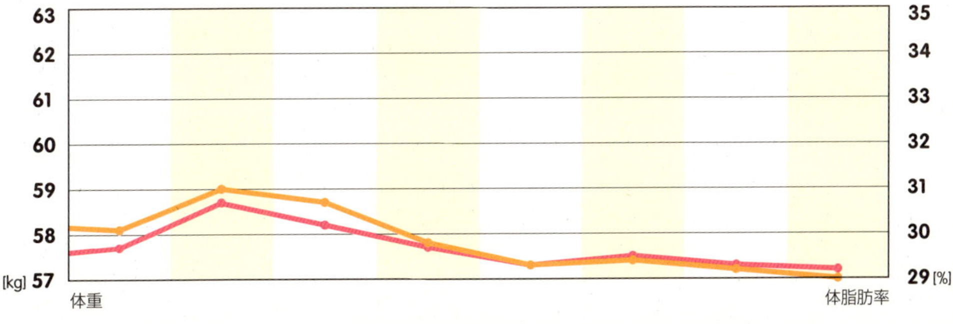

ダイエット・ドキュメンタリー
Bさんの場合
DIET DOCUMENTARY

ダイエット終了後は、ついつい気もゆるみがち。するとリバウンドが少しずつ起こります。そこで「まあいいか〜」と思ったら、食欲のトリコ。体重はあっという間に元どおりです。せっかく落とした体重ですもの、諦めず、ぐぐっとこらえましょう。減量のための食事メニューと、体重キープのための食事メニューは別ものですが、この繰り返しが確実にダイエットを成功させるのです。

［リセットダイエット］

	1（月）	2（火）	3（水）	4（木）	5（金）	6（土）	7（日）
朝	グレープフルーツ 1/2個 紅茶	グレープフルーツ 1/2個 紅茶	グレープフルーツ 1/2個 ハーブティー	グレープフルーツ 1/2個 ジャスミン茶	グレープフルーツ 1/2個 ハーブティー	グレープフルーツ 1/2個 紅茶	グレープフルーツ 1/2個 紅茶
昼	さばの塩焼き レタスとアスパラときのこの温野菜サラダ スティック野菜 お弁当	鶏ささ身と野菜のレンジ蒸し ひじきのサラダ スティック野菜 お弁当	鶏ささ身のハーブ焼き トマトとアスパラ焼き ひじきのサラダ ※キットカット　2本 お弁当	ゆで卵　2個 スティック野菜 フルーツトマト お弁当	ローストポーク ハーブリーフサラダ ※レーズンサンド　1個 お弁当	カットフルーツ ヨーグルト	鶏肉のグリルしょうがじょうゆ味 ゆでたほうれん草 こんにゃくのピリ辛炒め
夜	牛焼き肉・塩味 大根おろし　レモン サニーレタスと玉ねぎのサラダ	鮭のホイル焼き 焼き野菜・ねぎ・グリーンアスパラ・ピーマン	薄切り豚肉ともやしとねぎのレンジ蒸し ひじきのおひたし	鶏肉のグリル トマトソース きのことなすのグリル	白身魚のレンジ蒸し にんじん・ブロッコリー・ねぎなど野菜も蒸して	ローストポーク 千切り野菜のサラダ こんにゃくピリ辛炒め フルーツトマト	ローストポークとねぎの辛み和え トマトのサラダ
体重	57.0 kg	56.2 kg	55.7 kg	54.8 kg	54.5 kg	53.3 kg	53.2 kg
体脂肪率	32.5 %	32.2 %	31.5 %	31.0 %	30.8 %	30.0 %	30.0 %

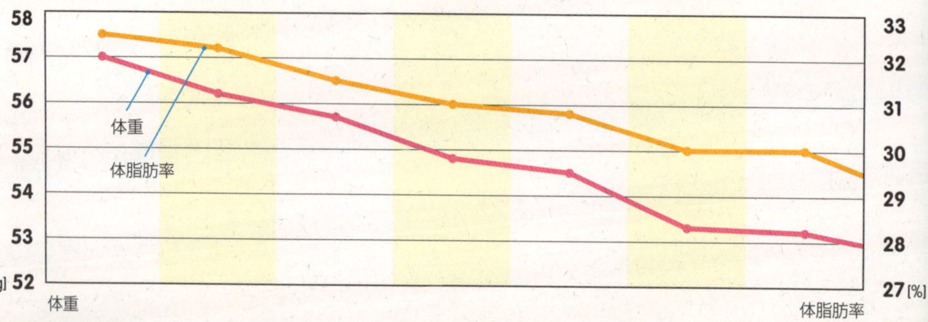

Bさん ［化粧品会社勤務・25歳］

身長 159㎝

体重 57kg

体脂肪率 32.5%

理想体重 49kg

スタート時の健康状態 良好 生理直後
月曜日からスタート

食の傾向 朝食は食べません。甘いものや油っこいものが大好きです。生魚や貝類が苦手で、お酒はたまに飲む程度です。

［2週目］

※体重・体脂肪率は当日朝の測定値

	8 月	9 火	10 水	11 木	12 金	13 土	14 日
朝	グレープフルーツ 1/2個 ハーブティー	ミルクティー	なし	ビスケット 紅茶	なし	グレープフルーツ 1/2個 ハーブティー	グレープフルーツ 1/2個 野菜ジュース 紅茶
昼	鶏肉のから揚げサラダ コンソメスープ コンビニ	ハンバーグランチ ライス 1/2杯 外食	ヒレカツサンド トマトとモッツァレラチーズのパニーニ チョコレートケーキ	カレー レアチーズケーキ 外食	チキンサラダ ツナサラダ 野菜ジュース コンビニ	半熟卵とハムとえびとハーブのサラダ プチパン	昼夜兼用 ベトナム料理 いろいろなものを少しずつ 外食
夜	イタリアン ワイン 1杯 デザート 外食	中華料理 ビール 1杯 外食	キムチチゲ うどん プリン	居酒屋 チューハイ 2杯 外食	牛しゃぶしゃぶ 温野菜	鶏ささ身と野菜のレンジ蒸し	
体重	52.7 kg	53.5 kg	54.5 kg	55.4 kg	56.0 kg	55.2 kg	54.8 kg
体脂肪率	29.0 %	29.7 %	31.0 %	31.2 %	31.5 %	31.2 %	31.5 %

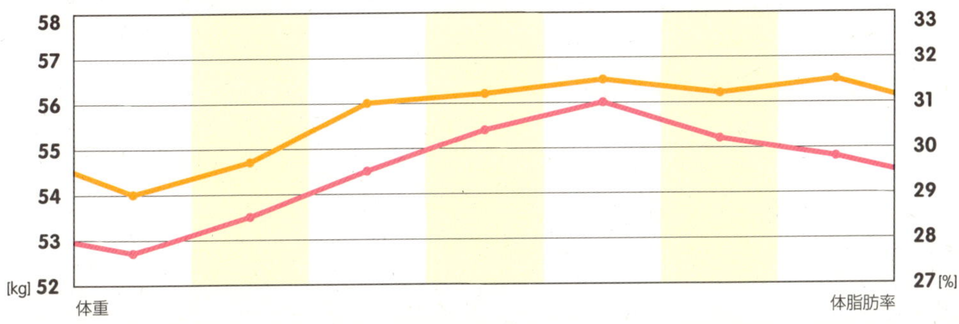

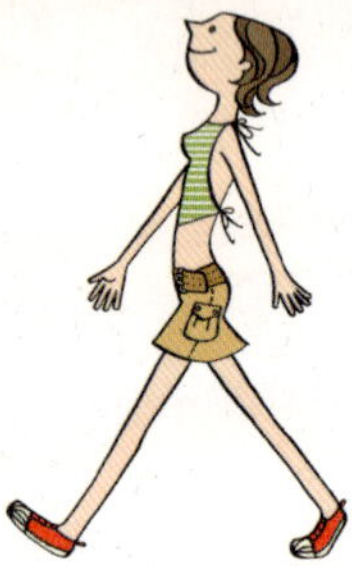

Bさん　コメント

私は冷え性なので、ねぎやしょうがなどを多くとるようにアドバイスを受け、ダイエット中たくさん食べたせいか、いつもより体が温かく感じました。ダイエットを始めて数日、頭がぼーっとしましたが次第に慣れました。2週目に外食が続き、体重が増えたときは本当にあせりました。なんとか軌道修正ができてよかった。来月中には理想体重になれるようがんばってみます。それと、朝食を食べる習慣がついたのもよかったです。

［3週目］　　　　　　　　［4週目］

	15 月	16 火	17 水	18 木	19 金	20 土	21 日	22 月
朝	グレープフルーツ 1/2個 ハーブティー	グレープフルーツ 1/2個 ハーブティー	グレープフルーツ 1/2個 ジャスミン茶	グレープフルーツ 1/2個 ジャスミン茶	グレープフルーツ 1/2個 ミルクティー	なし	梅ジュース 緑茶	グレープフルーツ 1/2個 ハーブティー
昼	讃岐うどん定食 油揚げ・わかめ 納豆ごはん 1/2杯 プリン 小 外食	ゆで卵 2個 豆腐と鶏のサラダ コンビニ	ワンタンスープ おにぎり 1個 菜の花のおひたし	ポトフ パン ブラマンジェ 外食	さんま定食 ごはん 1/2杯 外食	オレンジジュース 梅ジュース　ヨーグルト りんご・いちご　ちくわ とツナのパン 1/2個	牛フィレステーキ トマトとオニオンのサラダ マカロニサラダ	鶏肉のハーブグリル グリーンサラダ オレンジジュース
夜	さばの塩焼き 野菜の煮物 ひじきの煮物	牛肉の細切り炒め レタスときゅうりと ねぎ巻き トマトジュース	ツナといかとえびと チーズのサラダ （ノンオイル） 刺身こんにゃく	バンバンジーサラダ 中華風冷ややっこ 刺身こんにゃく	豚肉と白菜の煮物 スティック野菜	豚肉と白菜の煮物 1/2皿 そばサラダ	野菜ときのこの ミルク雑炊	春雨と鶏だんごの スープ煮 スモーク砂ぎもと ねぎのサラダ
体重	54.2 kg	54.5 kg	54.3 kg	54.0 kg	54.0 kg	53.5 kg	53.2 kg	53.5 kg
体脂肪率	30.8 %	31.0 %	31.1 %	30.7 %	30.2 %	29.0 %	29.2 %	28.7 %

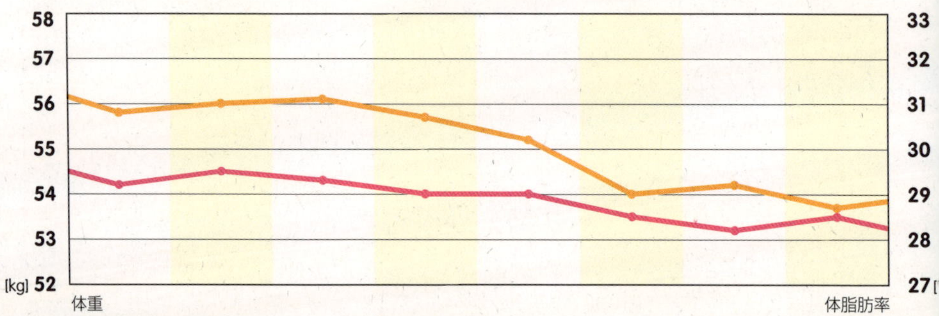

解説

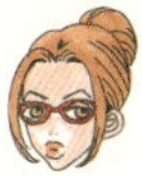

Bさんは、ダイエットを始めてから数日、頭がぼーっとしたようですがそれは低血糖からくる症状だと考えられます。徐々に体も慣れますが、つらいようでしたら、フルーツトマトなどの少し糖度の高い野菜を食べてみてもよいと思います。
しかし、ダイエット中に風邪をひいたり体調をくずしたり、健康不良の場合は、ただちにダイエットはストップしましょう。無理をしながらダイエットをするのは心身ともに悪影響、思ったような効果も出ません。

[5週目]

	23 火	24 水	25 木	26 金	27 土	28 日	29 月	30 火
朝	グレープフルーツ 1/2個 紅茶	グレープフルーツ 1/2個 ハーブティー	グレープフルーツ 1/2個 ハーブティー	グレープフルーツ 1/2個 梅ジュース	グレープフルーツ 1/2個 紅茶	ジャスミン茶	グレープフルーツ 1/2個 ハーブティー	グレープフルーツ 1/2個 紅茶
昼	カップうどん小 焼き魚 ほうれん草おひたし おにぎり 1個 コンビニ	ゆで卵 1個 ツナとパスタのサラダ チョコプリン	牛肉としらたき・ねぎ豆腐のすき焼き風 おにぎり 1個 味噌汁	牛肉としらたき・ねぎ豆腐のすき焼き風 ワンタンスープ ミルクレープ 1/2個	パンケーキ フルーツ添え ロイヤルミルクティー 外食	ベトナムサンドイッチ オレンジジュース プリン 外食	鶏胸肉と野菜のレンジ蒸し 海藻サラダ ハニーヨーグルト	タイ風牛肉サラダ ゆで卵 1個
夜	具だくさんのスープ・トマト味 ボイルソーセージ	具だくさんのスープ・カレー味 ボイルソーセージ ガーリックトースト	魚介のサラダ フランスパン	さんまの塩焼き ねぎとしょうがのスープ ほうれん草おひたし	ねぎとしょうがと春雨のスープ ハニーヨーグルト	えびとアボカドのサラダ 牛タンの塩焼き ねぎサラダ ビール 1杯 外食	トムヤムクンスープ タイ風牛肉サラダ	鮭と野菜のレンジ蒸し ひじきの煮物
体重	53.0 kg	52.8 kg	53.3 kg	53.0 kg	52.7 kg	52.3 kg	52.5 kg	52.0 kg
体脂肪率	29.0 %	28.0 %	28.2 %	28.8 %	28.3 %	28.0 %	27.8 %	27.3 %

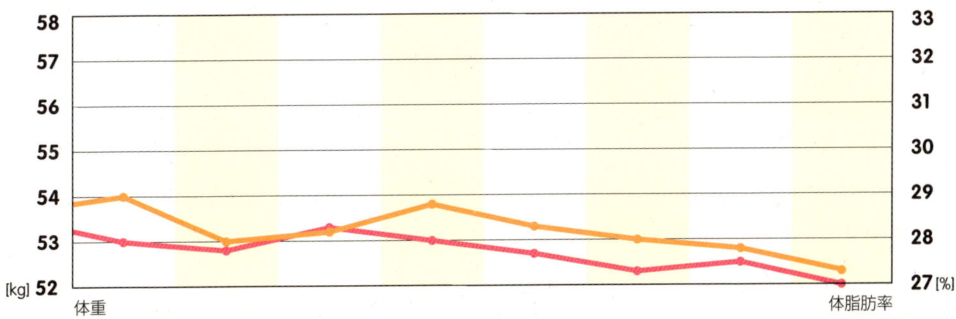

ダイエットスランプも
これで解消!
Q&A

Q

思うように体重が落ちません。
何が悪いのでしょう?

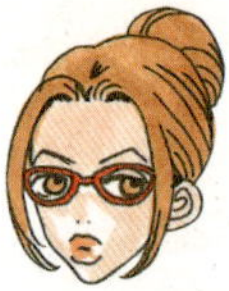

A

**スタートした時期に
問題がなかったでしょうか。**

解説　ダイエットをスタートするのが、生理前の黄体期だったり、健康状態が悪かったり、お薬を服用しているときなどは思ったような効果が出ないことがあります。さらに、14〜16ページのポイント&タブーをもう一度確認して、日記も見直してみましょう。食べる時間帯や食事内容など、勝手に自分ルールを作っていないでしょうか。

Q

どうしても甘いものが
食べたくなったら、
どんな対処法がいいですか？

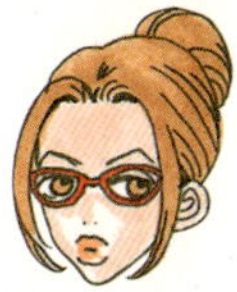

A

**甘い香りの
フレーバーティーを
飲んでみるのもいいですよ。**

解説　フルーツフレーバーやハーブティーなど、市販のものでたくさんの種類があります。あなたのお好みのフレーバーティーを飲んでみてください。精神的にもリラックス効果が得られます。ちなみに、私がオススメするフレーバーティーはバニラの香りのものです。甘い香りが満足感を与えてくれて、「甘いものが食べたい！」という気分もやわらぎます。

Q

ダイエット中に
便秘になりました。
よい解消法はありますか？

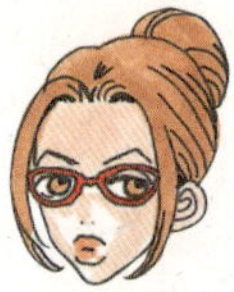

A

水分を十分にとったり、
マッサージをするのも
効果的ですよ。

解説　ダイエット中に便秘の症状がみられる方がいます。効果的な解消の方法として、水分や食物繊維の摂取を多くして、おへそまわりを〝の〟の字マッサージしてみましょう。さらにひどい場合は腸内環境を整えるサプリメントを飲んでもいいと思います。ただし、下剤のようなきついものは避けましょう。また、食物繊維としては、最近、注目されている天然の食物繊維「※サイリウム」がオススメです。

※インドオオバコという植物の種皮から採れる天然食物繊維のこと。便秘解消に役立ちます。（103ページ参照）

Q

10kg減が目標です。
どのようなペースで
体重を落とすのがいいですか？

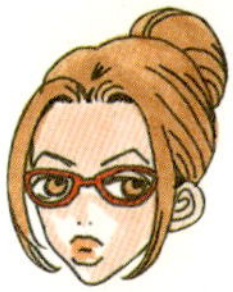

A

まず、いつまでに
10kg痩せたいのか
明確にしましょう。

解説　明確な期間の目標があると減量のペースも決めやすくなります。私は10kg減のモデルケースとして、3カ月と設定するのが無理をせずに実現しやすいペースと考えています。1カ月の中で、痩せやすい時期を見極めながら、1週間のリセットダイエットとクールダウンを繰り返します。10kg減まではダイエット期間と考え、ダッシュしすぎず、だらだらしすぎないペース配分で確実にゴールを目指しましょう。

Q

リセットダイエット中に
運動をしたほうがいいですか？

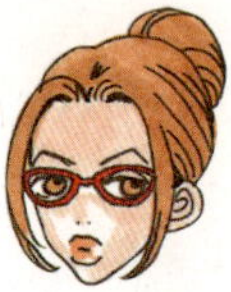

A

**絶対必要というわけでは
ありませんが、適度な運動は
気分転換にもなりますね。**

Q&A

解説　リセットダイエットは、食事療法によって体脂肪を燃焼させていく方法です。ですから、ダイエットプログラム中に必ずこなさなくてはならないエクササイズはありませんが、簡単なストレッチやウォーキング、ダンベルを使っての筋肉の引き締めなど、軽度のエクササイズは気分転換に、健康的なボディラインをつくるのにも効果的です。避けていただきたいのは過激な運動。ふらふらになりながらダイエットをするのはオススメできません。

Q

リバウンドを防ぐ方法は、
何がいいですか？

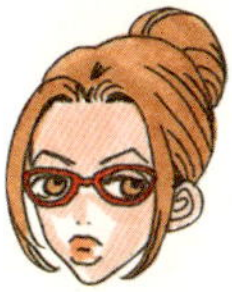

A

**ダイエット終了後も
毎日きちんと体重を測って、
自分のベスト体重を
意識することが大事です。**

解説　リバウンドとは、減量後、元の体重に戻っていくことをいいます。最大の原因は気のゆるみです。〈ダイエット終了〉＝〈もう何を食べても太らない！〉のではありません。目標体重になったからといって、ダイエット前の生活に戻れば、徐々に体重はリバウンドしてしまうもの。やはり、毎日必ず体重を測ることが基本です。自分の理想体重を意識して、その体重をキープしたいと思う気持ちが大切なのです。

Q

むくみやすいのが悩みです。
いい対処法はありますか？

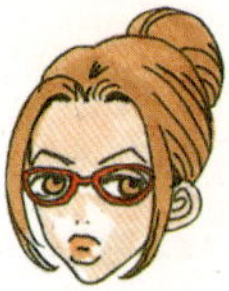

A

**体質的な問題もありますが、
食習慣が問題なことも。
お食事の味付けは濃すぎませんか。**

Q&A

解説　むくみは、体内の水分の代謝がうまく働いていないときに起こりやすくなります。そして、塩分の過剰摂取もむくみの原因になります。体内の塩分濃度を調節しようと、水分を蓄えようとするからです。まずは、食事の味付けを薄めにすることを心がけてみましょう。そして、ちょうどおへその1㎝くらい上のところに水分調節のツボがあるので、温めてみるとトイレの回数が増えます。

Q

1週間以上、
厳密なリセットダイエットを
続けてもいいですか？

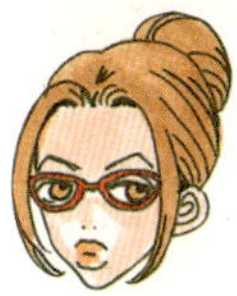

A

**リセットダイエット期間は、
基本的に1週間です。継続して
1週間以上は必要ありません。**

解説　厳密にリセットダイエットをおこなうのは、1回につき1週間で充分です。そして、1カ月に1回を目安にしましょう。早く痩せたいからといって、何週間もダイエットを継続しても、痩せにくいときは効果が見えにくいためイライラするばかりです。それに、食習慣や味覚のリセット効果は1週間のリセットダイエットで充分に得られます。

Q

1回に食べる量は、どのくらいを
目安にすればいいですか？

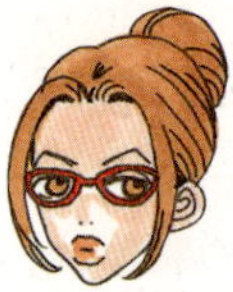

A

リセットダイエットのメニューの
ルールを守れば、基本的に
量の制限はありません。

解説　食べる量の制限がない！　というと、かえって迷う方もいるようですが、ルールさえ守っていただけたら、食べる量の制限はありません。あなたが満足感の得られる量を食べてください。「食べない＝痩せる」は間違いなのです。ただし16ページのタブーでも触れたように、一度でたっぷり盛ってください。お代わりは禁止です。

Q

2週目以降で、何か手軽に
食べられるものを教えてください

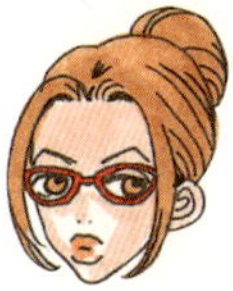

A

**最近ではカップ麺の中にも、
低カロリーのものがあります。**

解説　68ページのコラムでも紹介しましたが、具だくさんのスープは、クールダウン期のダイエットにぴったり。それでも忙しくて作っているヒマがないという方に、オススメなのが天然食物繊維サイリウムを使ったカップ麺。時間がないときでも安心。低カロリーだし、食物繊維が摂れるし、便秘解消にも体重コントロールにも役立つというすぐれもの。

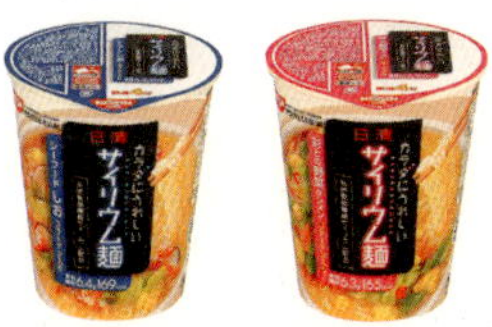

カラダにうれしい〝日清サイリウム麺〟（5月17日新発売予定）
天然食物繊維サイリウムを配合したカップ麺。
カロリーも低く、食物繊維も手軽に補給できる。

・**「シーフードしお」**（写真左）　カロリー169kcal／食物繊維6.4g
・**「彩りの野菜タンメン」**（写真右）　カロリー165kcal／食物繊維6.3g
サイリウムホームページ　http://psyllium.nissinfoods.co.jp/

篠塚蘭美以
Shinozuka La vvie

1963年　長野県生まれ
1995年　渋谷区恵比寿にエステティックサロン ボディー・フリーク開業。
トータルビューティーを目指した施術内容は
痩身・ボディートリートメント・フェイシャルなど多岐にわたる。
結果が出る施術が、このサロンのコンセプト。
顧客には各界のセレブが多数。
「エステティックサロン ボディー・フリーク」URL
http://www.bodyfreak.gr.jp

カバーイラスト｜安野モヨコ
撮影｜吉田篤史
スタイリング｜久保原惠理
料理&レシピ製作｜坂田阿希子
ブックデザイン｜松田美由紀［幻冬舎デザイン室］

本文イラスト｜イチカワエリ
著者近影(14ページ)｜髙橋里彩

覚悟を決めて1週間!
リセットダイエット
成功レシピ集

2004年４月25日　第１刷発行
2006年６月10日　第17刷発行

［著者］
篠塚蘭美以

［発行者］
見城 徹

［発行所］
株式会社 幻冬舎
〒151-0051　東京都渋谷区千駄ヶ谷4-9-7
電話　03-5411-6211（編集）
03-5411-6222（営業）
振替　00120-8-767643

［印刷・製本所］
株式会社 光邦

検印廃止

ISBN4-344-00606-2 C0095

幻冬舎ホームページアドレス http://www.gentosha.co.jp/

この本に関するご意見・ご感想をメールでお寄せいただく場合は、
comment@gentosha.co.jpまで。